JAHRESBERICHT

ÜBER DEN

ÖFFENTLICHEN

GESUNDHEITSZUSTAND

UND DIE VERWALTUNG

DER

ÖFFENTLICHEN GESUNDHEITSPFLEGE

IN BREMEN IM JAHRE 1873.

HERAUSGEGEBEN VOM GESUNDHEITSRATHE.

REFERENT: DR. E. LORENT.

MIT ZWEI LITHOGRAPHIRTEN TAFELN.

LEIPZIG

VERLAG VON VEIT & COMP.

1874.

JAHRESBERICHT

ÜBER DEN

ÖFFENTLICHEN

GESUNDHEITSZUSTAND

UND DIE VERWALTUNG

DER

ÖFFENTLICHEN GESUNDHEITSPFLEGE

IN BREMEN IM JAHRE 1873.

JAHRESBERICHT

ÜBER DEN

ÖFFENTLICHEN

GESUNDHEITSZUSTAND

UND DIE VERWALTUNG

DER

ÖFFENTLICHEN GESUNDHEITSPFLEGE

IN BREMEN IM JAHRE 1873.

HERAUSGEGEBEN VOM GESUNDHEITSRATHE.

REFERENT: DR. E. LORENT.

LEIPZIG
VERLAG VON VEIT & COMP.
1874.

Ueber den öffentlichen Gesundheitszustand und die Verwaltung der öffentlichen Gesundheitspflege beehrt sich der Gesundheitsrath in Gemässheit der Vorschrift der Medicinalordnung den zweiten Jahresbericht für 1873 zu übergeben.

Zum ersten Male seit Einführung der Medicinalordnung umfassen diese Mittheilungen einen vollen Jahrescyclus. Der erste Jahresbericht musste schon mit 9 Monaten abschliessen und dieser Grund nöthigte, um die Vergleichung zwischen den beiden Jahrgängen zu ermöglichen, zu der Ergänzung der Lücken in den Mittheilungen des ersten Jahresberichts über den öffentlichen Gesundheitszustand im Jahre 1872.

Die öffentliche Gesundheitspflege hat in der Beaufsichtigung des Gewerbebetriebes, der Reinhaltung der Stadt und in der Controle des Bauwesens über und unter der Erde Bahnen beschritten, welche im Verein mit den Maassregeln der Medicinal-Polizei zur Ueberwachung der Nahrungs- und Genussmittel und der Wohnverhältnisse für Gesundheit und Leben der Bewohner einen unverkennbaren Gewinn aufweisen. Dass in Bremen die dieses Ziel verfolgenden Bestrebungen nicht ohne werthvollere Früchte für unser Gemeinwesen gewesen sind, und manchen Fortschritt bezeichnen, werden die nachfolgenden Mittheilungen erkennen lassen. Dieselben verbreiten sich über:

A. Die Medicinalverwaltung.

B. Das öffentliche Gesundheitswesen, insbesondere

I. die öffentlichen Gesundheitszustände und

II. die öffentliche Gesundheitspflege.

C. Das Heilpersonal und die Heilanstalten.

A. Die Thätigkeit der Organe der Medicinalverwaltung.

1. Die Sanitätsbehörde.

Die Sanitätsbehörde ist im Jahre 1873 bis auf die Neuwahl des Rechnungsführers in ihrer Zusammensetzung unverändert geblieben. Dieselbe besteht gegenwärtig aus den Mitgliedern der Medicinal-Commission des Senats, Senator Dr. Pfeiffer und Senator Dr. Tetens, aus den Mitgliedern der Bürgerschaft, Professor Dr. Buchenau, C. W. Debbe, A. Depken, L. Strube, Rechnungsführer, C. Waltjen, J. H. Weyland, und dem Gesundheitsrathe Dr. C. Stachow, Dr. E. Lorent, Dr. G. W. Focke, Dr. H. Pletzer, Dr. B. Pauli und Apotheker Th. Willich.

Die Sanitätsbehörde ist im Jahre 1873 in 6 ordentlichen und 2 ausserordentlichen Versammlungen zusammengetreten. In den letzteren, vereinigt mit der Baudeputation und Mitgliedern der Bürgerschaft wurde vom Baurath Hobrecht aus Berlin das von demselben für Bremen ausgearbeitete Canalisationsproject erläutert und berathen. In den übrigen Versammlungen sind namentlich folgende Gegenstände wiederholt berathen:

1) die sanitarischen Forderungen bei der Revision der Bauordnung,
2) die Verlegung der Abdeckerei, deren Betriebsverordnung sowie die Anstellung des Abdeckers,
3) die gegen das Eindringen der Cholera zu ergreifenden Maassregeln, die Instandsetzung eines Barackenlazareths für Cholerakranke und deren Verpflegung,
4) die Untersuchung des Wassers der öffentlichen Brunnen und der allgemeinen Wasseranstalt,
5) die sanitären Verhältnisse der neuen Strafanstalt,
6) die Einrichtung der meteorologischen Station,
7) die zur Erforschung der ursachlichen Bedingungen der Cholera von der Cholera-Commission für das Deutsche Reich angeregten Untersuchungen über die geognostische Formation, die physikalische und formale Beschaffenheit der Bodenverhältnisse,
8) die Beobachtung des Grundwasserstandes,

9) die Beseitigung des Abzugsgrabens im Bürgerpark, des Ablagerungsplatzes der Latrinenstoffe auf der Weide, der Einfluss des Gaswassers des geplatzten Gasometers,
10) die Förderung des städtischen Canalisationsprojectes,
11) die Anlage eines öffentlichen Schlachthauses.

Fast über alle diese verschiedenen Gegenstände wurden Commissionen niedergesetzt und gutachtliche Berichte ausgearbeitet.

2. Die Medicinal-Commission.

Die Medicinal-Commission ist im Jahre 1873 mit dem Gesundheitsrathe in 5 Versammlungen zusammengekommen, deren Berathungen folgende Gegenstände unterzogen wurden:

1) die Zulassung des Verkaufes der Arzneimittel durch Krämer,
2) die Einrichtung der Cholera-Baracke, die Sorge für die Pflege und ärztliche Behandlung der Cholerakranken,
3) die Maassregeln in Bezug auf die Cholera zu Lande und auf dem Wasser, resp. Visitation der von der Ostsee und Elbe kommenden Schiffe,
4) die pharmaceutischen Prüfungen der Apotheker-Gehülfen und die jährlichen Prüfungen der Lehrlinge,
5) die Regulative zur Ordnung des Impfwesens,
6) die vom ärztlichen Verein beantragte Aenderung des die Receptur betreffenden Paragraphen 25 der Medicinalordnung,
7) die Revision der Medicinalordnung,
8) die plötzlichen Todesfälle kleiner Kinder beim Zusammenschlafen mit Erwachsenen.

3. Der Gesundheitsrath.

Der Gesundheitsrath hat im Jahre 1873, abgesehen von den laufenden Geschäften, in 12 ordentlichen und 2 ausserordentlichen Versammlungen, folgende Gegenstände berathen, beziehentlich begutachtet:

1) die projectirte Heizung in dem neuen Gebäude der Hauptschule,

2) das Bedürfniss einer Apotheke in der mittleren Vorstadt, aus Anlass eines desfallsigen Gesuches,
3) die neue Bauordnung in Bezug auf die sanitarischen Forderungen an dieselbe,
4) die Concession einer Dispensiranstalt für die Heilanstalt des Dr. Engelken zu Blockdiek,
5) die Nothwendigkeit der Anlage eines Krankenzimmers und eines Badezimmers in dem neuen Ilsabeenstifte,
6) die Regelung des Impfwesens,
7) die künstliche Beleuchtung der Schulen,
8) den Inhalt der Medicinkisten der Seeschiffe für die grosse und für die kleine Fahrt,
9) den Ausbau der Lazarethbaracke zum Krankenhause in Bremerhaven,
10) ein Geheimmittel gegen Krebs,
11) gesetzliche Bestimmungen in Bezug auf die Anforderungen an die bauliche Anlage von Krankenanstalten,
12) a. die Verlegung der Abdeckerei,
b. die Abdeckerei-Ordnung und die Instruction des Abdeckers,
13) die Verbreitung der Thierseuchen durch Transportmittel,
14) der Missbrauch des Verkaufes heftig wirkender Stoffe und der wiederholten Anfertigung derartige Stoffe enthaltender Recepte,
15) ein vom Reichskanzleramte ausgehender Antrag, betreffend die Aenderung der Gewerbeordnung durch Ausdehnung der Concessionspflicht auf mehrere Gewerbebetriebe,
16) die Vorkehrungen gegen die Cholera,
17) verschiedene vom Reichskanzleramte gestellte Fragen, betreffend die medicinische Statistik des intendirten Reichsgesundheitsamtes,
18) die Vorschläge der Reichs-Cholera-Commission,
19) eine auf der Irrenanstalt befindliche Geisteskranke,
20) die Instruction des Hospitalarztes in Bremerhaven,
21) eine Anfrage des Reichskanzleramtes, betreffend den Impf- und Revaccinationszwang,
22) die sanitären Verhältnisse der neuen Strafanstalt,
23) die Aenderung resp. Auslegung eines § der Medicinalordnung,

24) ein Regulativ für die Abfuhr,
25) Pflichtwidrigkeiten von Hebammen.

Vom Gesundheitsrathe wurden die erforderlichen Prüfungen resp. Unterweisungen bei Apotheker-Gehülfen und Lehrlingen, bei zwei Hebammen, bei vier Fleischbeschauern in der mikroskopischen Untersuchung auf Trichinen, bei zwei ärztlichen Gehülfen und bei einem Leichenbeschauer, vorgenommen.

B. Das öffentliche Gesundheitswesen.

I. Die öffentlichen Gesundheitszustände.

1) Die Sterblichkeits- und Krankheits-Verhältnisse im Allgemeinen.

Die Mortalitätsziffer der Stadt Bremen für das Jahr 1873 war (ausschliesslich der Todtgeborenen) 1959. Dieselbe zeichnet sich günstig aus gegen diejenige der beiden Vorjahre, welche, ausschliesslich der Todtgeborenen im Jahre 1871 eine Sterblichkeitsziffer von 2062 und im Jahre 1872 von 2169 haben. Unter Zugrundelegung der berechneten Bevölkerungszahl, für welche die bisherige Zunahme als dauernd bestehend angenommen ist, ergiebt dies, die Todtgeborenen ungerechnet, für

1871 mit 82,969 Einwohnern eine Mortalität von 24,250 ‰
1872 „ 85,322 „ „ „ „ 24,791 „
1873 „ 88,146 „ „ „ „ 21,741 „

Nach dem Jahrbuche der amtlichen Statistik für den Bremischen Staat, welchem die statistischen Angaben zum grossen Theil entnommen sind, berechnet sich die Mortalität der Stadt Bremen nach zehnjährigem Durchschnitt von 1864 bis 1873, einschliesslich der Todtgeborenen, auf 25,16 ‰. In diesem zehnjährigen Zeitraume zeigte sich die Mortalität in Vegesack und Bremerhaven günstiger; sie betrug in Vegesack (das günstigste Verhältniss) 18,79 ‰, in Bremerhaven 20,13 ‰, während im Gebiete am rechten Weserufer die hohe Rate von 30,17 ‰ und in dem am linken Weserufer 27,46 ‰ und im Staate überhaupt 25,34 ‰ vorgekommen ist.

Das hieraus zu entnehmende günstige Verhältniss im Jahre 1873 für die Stadt Bremen wird noch gehoben durch die Zunahme der Geburtsziffer, welche einschliesslich der Todtgebornen nach der angegebenen geschätzten Bevölkerungszahl

im Jahre 1871 per 1000 Einwohner 36,28
„ „ 1872 „ „ „ 37,80
„ „ 1873 „ „ „ 39,13

betrug, während die durchschnittliche Geburtsziffer der Jahre 1864 bis 1873 einschliesslich der Todtgebornen nur 36,44 betragen hat. Für denselben Zeitraum war die Geburtsziffer für Vegesack 29,07 $^0/_{00}$, für Bremerhaven 39,00 $^0/_{00}$, für das Gebiet des rechten Weserufers 42,14 $^0/_{00}$ und für das Gebiet des linken Weserufers 42,91 $^0/_{00}$ und im Staate überhaupt 37,65 $^0/_{00}$.

Im Jahre 1872 und 73 waren von sämmtlichen Gestorbenen:

im Alter	in Bremen		in Vegesack		in Bremerhaven		im Gebiete am rechten Weserufer		im Gebiete am linken Weserufer		im Staate	
	1872	1873	1872	1873	1872	1873	1872	1873	1872	1873	1872	1873
bis zu 1 Jahre	574	516	26	12	59	86	153	133	82	109	894	856
über 1—5 Jahre	395	250	9	6	35	38	123	60	58	61	620	415
„ 5—10 „	99	70	3	5	11	7	26	25	21	14	160	121
„ 10 Jahre.	1101	1123	46	35	127	105	184	224	159	150	1617	1637
	2169	1959	84	58	232	236	486	442	320	334	3291	3029

Von jeder der erwähnten Altersclasse des Jahres 1872 starben $^0/_0$ der ihr angehörigen Lebenden:

im Alter	in Bremen	in Vegesack	in Bremerhaven	im Gebiete am rechten Weserufer	im Gebiete am linken Weserufer
bis zu 1 Jahre	18,82	19,85	13,63	24,29	17,05
über 1—5 Jahre	4,58	2,36	2,88	6,68	4,02
„ 5—10 „	1,22	0,71	0,94	1,53	1,63
„ 10 Jahre	1,63	1,55	1,44	1,66	1,90

Es geht aus diesen Berechnungen hervor, dass in Vegesack die Sterblichkeit, ausgenommen Kinder bis zu einem Jahre, am geringsten war, im Gebiete am rechten Weserufer in allen Altersklassen am höchsten, jedoch steht damit im Verhältniss, dass die Geburtsziffer in Vegesack am niedrigsten und in dem Gebiete am höchsten ist.

Von den Gestorbenen im Jahre 1872 und 1873 starben an folgenden Krankheiten:

An:	in Bremen		in Vegesack		in Bremerhaven		im Gebiete am rechten Weserufer		im Gebiete am linken Weserufer		Summa		in den Quartalen I		II		III		IV	
	1872	1873	1872	1873	1872	1873	1872	1873	1872	1873	1872	1873	1872	1873	1872	1873	1872	1873	1872	1873
Masern u. Scharlach	195	40	2	—	3	4	78	7	23	9	301	60	40	12	52	6	149	16	60	26
Pocken	22	3	1	—	19	—	—	—	2	—	44	3	13	—	20	3	2	—	9	—
Diphtheritis	39	19	3	—	1	1	—	12	—	2	43	34	7	9	9	9	16	3	11	13
Unterleibstyphus	52	26	1	2	18	10	4	6	13	11	88	55	14	18	9	15	27	8	38	14
Anderen Infectionskrankh.	76	58	1	1	9	5	8	5	11	2	105	71	18	21	15	29	38	15	34	6
Vergiftung, gewalts. Tod	67	72	1	1	8	11	14	19	9	8	99	111	20	24	21	37	34	30	24	20
Lebensschwäche, Atrophie	119	126	5	5	13	28	31	33	19	33	187	225	35	46	41	43	61	61	50	75
Bildungsfehler u. dergl.	17	15	2	1	5	2	6	1	5	—	35	19	9	2	9	7	11	4	6	6
Erschöpfung, Altersschw.	102	126	12	9	8	11	40	35	8	24	170	205	48	63	49	50	29	34	44	58
Anderen Störungen der Entwicklung u. Ernährung	65	81	3	2	6	8	7	24	14	10	95	125	21	39	22	28	23	27	29	31
Lungenschwindsucht	394	402	9	10	26	32	55	71	53	53	537	568	139	154	143	175	134	121	121	118
Anderen Krankheiten der Athmungsorgane	302	306	16	6	36	36	85	74	72	61	511	483	174	145	125	128	104	92	108	118
Durchfall u. Brechdurchfall	113	89	2	1	4	16	8	16	13	29	140	151	12	6	15	11	103	107	10	27
Anderen organ. Krankheiten	580	578	26	20	75	69	144	137	77	91	902	895	234	224	222	256	233	220	213	195
Unbekannten Ursachen	26	18	—	—	1	3	6	2	1	1	34	24	5	8	11	8	9	7	9	1
	2169	1959	84	58	232	236	486	442	320	334	3291	3029	789	771	763	805	973	745	766	708
u. es starben von je 1000 Einwohnern im Staate überhaupt	—	—	—	—	—	—	—	—	—	—	26,7	23,9	(einschl. der Todtgeb.)							
an Pocken	0,26	0,03	0,26	—	1,66	—	—	—	0,18	—										
Unterleibstyphus	0,61	0,29	0,26	0,52	1,58	0,82	0,27	0,40	1,15	0,94										
Infectionskrankheit. überh.	4,48	1,65	2,09	0,78	4,36	1,65	6,13	1,98	4,34	2,06										
Lungenschwindsucht	4,60	4,54	2,35	2,60	2,28	2,63	3,71	4,68	4,69	4,53										

Im Jahre 1872 haben Pocken am stärksten in Bremerhaven geherrscht, Unterleibstyphus, Masern und Scharlach wie Infectionskrankheiten überhaupt am häufigsten im Gebiete am rechten Weserufer. Im Jahre 1873 traten die Infectionskrankheiten zurück, kamen jedoch im Gebiete noch am meisten vor.

Das Landgebiet am linken Weserufer hat 1872, am rechten Weserufer 1873 die meisten Sterbefälle an Lungenschwindsucht aufzuweisen, fast eben so viel demnächst die Stadt Bremen, dagegen Bremerhaven und Vegesack in beiden Jahren die wenigsten. Die Lungenschwindsucht nimmt überhaupt unter den Todesursachen den ersten Platz ein; im Jahre 1872 waren in der Stadt Bremen 18,17 %, 1873 20,52 % der Sterbefälle durch Lungenschwindsucht bedingt. Ein dringender Fingerzeig, den localen Ursachen dieser Krankheit nachzuforschen.

In der Stadt Bremen zeigte sich die Sterblichkeit in dem kindlichen und erwachsenen Alter nach den Ursachen des Todes im Jahre 1872 und 1873 folgendermaassen;

Todesursachen.	Gestorbene bis zu 1 Jahre		über 1—5 Jahr		über 5—10 J.		übrige	
	1872	1873	1872	1873	1872	1873	1872	1873
Masern	18	—	74	1	6	—	—	—
Scharlach	6	2	58	28	26	6	7	3
Pocken	4	—	3	1	—	—	15	2
Diphtheritis	5	1	21	10	8	5	5	3
Unterleibstyphus	—	—	5	5	7	1	40	20
Andere Infectionskrankheiten	14	7	—	1	—	1	62	49
Vergiftung. Gewaltsamer Tod	—	2	—	3	4	1	63	66
Lebensschwäche und Atrophie	111	120	8	5	—	1	—	—
Bildungsfehler und dergleichen	10	10	4	4	3	—	—	1
Erschöpfung. Altersschwäche	—	—	—	—	—	—	102	126
Andere Störungen der Entwicklung und Ernährung	—	3	2	—	1	3	62	75
Bronchialcatarrh. Bronchitis	30	27	9	20	—	—	32	20
Lungenentzündung	33	25	28	24	1	2	54	93
Lungenschwindsucht	21	22	38	34	9	15	326	331
Keuchhusten	13	6	15	1	2	—	—	—
And. Krankheiten der Athmungsorg.	13	14	13	17	2	8	57	49
Durchfall. Brechdurchfall	90	75	19	9	1	—	3	5
Krankheiten des Nervensystems (Gehirnkrankheiten, Krämpfe) u. der Sinnesorgane	162	172	87	74	21	21	114	130
Andere organische Krankheiten	31	17	9	13	7	6	149	145
Unbekannt	13	13	2	—	1	—	10	5
	574	516	395	250	99	70	1101	1123

In Bezug auf die Jahreszeiten sind 1872 die meisten Sterbefälle im 3. Quartale vorgekommen, in demselben waren für das Alter bis zum 5. Lebensjahre Masern und Diphtheritis und für das 1. Lebensjahr Krämpfe der Kinder, Ernährungsstörungen als Atrophie, Durchfall und Brechdurchfall, für das reifere Alter beim weiblichen Geschlechte das Kindbettfieber eine relativ häufige Todesursache. Die ursächlichen Bedingungen sind in den herrschenden Infectionskrankheiten und bei den Ernährungsstörungen einjähriger Kinder in der anhaltend hohen Temperatur der Sommermonate, sowie in der mangelhaften Milchnahrung in Folge der Maul- und Klauenseuche der Kühe zu suchen. Die meisten Todesfälle an Lungenschwindsucht erfolgten im 2. Quartale.

Das Jahr 1873 zeichnet sich, wie schon bemerkt, durch seine geringe Sterblichkeit höchst vortheilhaft aus. Das 2, Quartal hatte die meisten Sterbefälle. Lungenschwindsucht, die in diesem Quartale wiederum am häufigsten zum Tode führte, und andere chronische Krankheiten bedingten die Steigerung der Sterbefälle dieses Quartales. Für das kindliche Alter waren Atrophie, Durchfall und Brechdurchfall, sowie Gehirnkrankheiten häufige Todesursachen, für das reife Alter Lungenschwindsucht, Gehirnkrankheiten, organische Krankheiten, Altersschwäche und Lungenentzündung. Auch in Vegesack war die Mortalität sehr gering, ebenso im Landgebiete, wenngleich weniger. Das Gleiche ergaben die Sterbefälle in Bremerhaven; chronische Erkrankungen der Brustorgane, zumal Lungenschwindsucht, scheinen hier eine häufige, dagegen epidemische Krankheiten eine seltene Todesursache gewesen zu sein. Der Gesundheitszustand der in Bremen ankommenden Auswanderer war im Jahre 1873 verhältnissmässig ein guter, nur vereinzelt kamen Fälle von Erkrankungen, zumal an Blattern vor, welche die Auswanderer von der Heimath mitgebracht oder von den Mitreisenden acquirirt hatten. Während der Seereise sind auf den Schiffen von 63,241 Passagieren 172 Personen gestorben und zwar 129 Kinder und 43 Erwachsene (27 M. 16 W.), 2,72 per Mille. Bei 47 Gestorbenen (davon aber 36 Kinder) waren Infectionskrankheiten die Todesursache und zwar Blattern 9 mal, Masern 26 mal, Halsbräune 6 mal, Typhus 4 mal, Kindbettfieber 2 mal. Die Masern kamen vorzugsweise auf dem Segelschiffe Marco Polo vor, an dessen Bord eine Epidemie ausgebrochen war, der an 20 Kinder zum Opfer fielen.

Den vorliegenden Zählungen in der Stadt Bremen ist zu entnehmen, dass die geringere Sterblichkeit des Jahres nur durch die verminderte Sterblichkeit der Kinder unter 10 Jahren bedingt war, indem die Zahl der Sterbefälle unter der übrigen Bevölkerung im Jahre 1873 diejenigen des Vorjahres an Zahl noch etwas übertrifft; aber in Betracht der Zunahme der Bevölkerung geringer gewesen sein muss, als im Jahre 1872.

Im Jahre 1873 starben in Bremen Kinder unter 5 Jahren 766 gegen 969 im Jahre 1872, im Jahre 1873 starben Personen über 5 Jahren 1193 gegen 1200 im Jahre 1872, oder per 1000 Einwohner betrug die Mortalität bei Kindern unter 5 Jahren (10,700) unter zu Grundelegung einer berechneten Bevölkerungszahl im Jahre 1873 etwa 64,805 ‰ gegen 83,041 ‰ im Jahre 1872 und bei Personen über 5 Jahren im Jahre 1873 etwa 15,239 ‰ gegen 15,827 ‰ im Jahre 1872.

Auch die Berechnung der Sterbefälle der Kinder unter 5 Jahren auf die Zahl der lebend geborenen Kinder bestätigt die günstige Mortalität der Kinder im Jahre 1873; in diesem Jahre sind von Kindern unter 5 Jahren 22,98 % der Zahl der lebend geborenen Kinder verstorben, gegen 31,19 % im Jahre 1872.

Betreffend die Todesursachen ist die verminderte Sterblichkeit der Kinder in der Stadt Bremen vorzugsweise der Abnahme der Epidemien und der Gutartigkeit der Kinderkrankheiten überhaupt zuzuschreiben. Scharlach, Masern, Keuchhusten, Diphtheritis und Brechdurchfall sind hier zu berücksichtigen;

im Jahre 1873 starben:

an Scharlach	39	Pers.,	unter 10 J.	36	gegen	97	Pers. im J. 1872,
„ Masern	1	„	„ „	1	„	98	„ „ „ „
„ Keuchhusten	7	„	„ „	7	„	30	„ „ „ „
„ Diphtheritis	19	„	„ „	16	„	39	„ „ „ „
„ Durchfall und Brechdurchfall	89	Pers.,	unter „	84	„	113	„ „ „

Ohne Berücksichtigung des Alters kamen weniger Todesfälle vor im Jahre 1873

bei Abdominaltyphus	26	gegen	52	im	Jahre	1872,
„ Kindbettfieber	22	„	37	„	„	„
„ Hirnhautentzündung	77	„	94	„	„	„
dagegen mehr:						
bei Lungenentzündung	144	„	116	„	„	„
„ Rose	17	„	13	„	„	„

Ueber die Morbilitätsstatistik liegen seit 2 Jahren die vom Statistischen Bureau regelmässig monatlich und vierteljährlich veröffentlichten Uebersichten vor, Berichte über die Erkrankungen, deren Auftreten von epidemischen, endemischen, localen und Witterungs-Einflüssen vorzugsweise abhängig ist. Wenngleich noch nicht alle Aerzte der Stadt Bremen dieser für das Gemeinwesen wichtigen sanitarischen Einrichtung ihre Mitwirkung gewähren, so geben doch die Aufgaben der bei weitem grösseren Mehrheit, jetzt von 47 Aerzten und der drei Krankenanstalten sichere Anhaltspunkte über die Ausdehnung und den Verlauf epidemischer Krankheiten, über welche bis dahin die Auskunft nur höchst unsicher und trügerisch war. Ebenso liegen, Dank der einmüthigen Mitwirkung der Aerzte Vegesack's und des Gebiets Angaben über die dort vorgekommenen Krankheiten vor. Um so mehr ist zu bedauern, dass in dem zusammen gehörenden wichtigen Hafenbezirke der aneinander grenzenden Städte Bremerhaven, Geestemünde, Geestendorf und Lehe die Mitwirkung der Aerzte, deren Berufsthätigkeit in den verschiedenen Landesgebieten sich entfaltet, noch nicht hat erlangt werden können. Nirgends ist die Trennung nach politischen Grenzen störender, als auf dem wissenschaftlichen Gebiete, wo gemeinsame Beobachtungsresultate hier für das Ganze, den Wesermündungshafen, welchen jene vier Orte bilden, insbesondere der Auswanderung wegen ein specifisches Interesse haben.

Aus der Vergleichung der Morbilitätstabellen der beiden letzten Jahre geht hervor, dass die Zahl der Erkrankungen in dem Jahre 1872 bei Weitem grösser war, als im Jahre 1873, eine Thatsache, welche die Erfahrungen aller Aerzte bestätigte; die Zahl der Erkrankungen in den Tabellen war 1872: 8194 und 1873: 6289. Das Jahr 1872 war reich an Epidemien; Pocken, Scharlach, Masern, Keuchhusten, Diphtheritis, Abdominaltyphus und Brechdurchfall herrschten in mehr oder weniger grossen Epidemien. In dem Jahre 1873 haben, den statistischen Angaben zufolge, die epidemischen Erkrankungen an Pocken, Scharlach, Masern, Keuchhusten, Abdominaltyphus und Diphtheritis abgenommen und waren zum Theil gutartiger; es begründet dies die hervorgehobene günstige Mortalität des kindlichen Alters. Dagegen zeigten Wechselfieber, rheumatische Affectionen, entzündliche Krankheiten der Athmungsorgane und Brechdurchfall eine erhöhte Frequenz, allein die Opfer, welche dieselben forderten, waren relativ geringer.

Aehnlich wie die Stadt Bremen verhielt sich auch Vegesack und das Landgebiet in Bezug auf die Zahl der Erkrankungen und der Formen der Krankheiten. Nur Diphtheritis, Croup und Entzündungen der Athmungsorgane, sowie Brechdurchfall kamen im Landgebiete 1873 häufiger vor. Auch der Gesundheitszustand Bremerhaven's im Jahre 1873 scheint nach dem Medicinalberichte günstig gewesen zu sein.

2) Die epidemischen Krankheiten.

a) Die Pocken.

Die Pockenepidemie von 1871 erstreckte sich bis in die Mitte des Jahres 1872 und kamen in der zweiten Hälfte des Jahres nur noch einzelne Erkrankungen vor, die von neuen Einschleppungen herrührten und kaum als Nachzügler der Epidemie anzusehen sind. Im Jahre 1872 kamen die Pocken vor:

als eingeschleppte und damit in Verbindung stehende Erkrankungen:

bei Geimpften	27 M.,	gest. 4,	18 W.,	gest. 2.
„ Ungeimpften	2 „	„ 2,	2 „	„ —
Summa	29 M.,	gest. 6,	20 W.,	gest. 2.

als andere Erkrankungsfälle: Zusammen:

bei Geimpften	52 M.,	gest. 5,	32 W.,	gest. 6 =	79 M.,	gest. 9,	50 W.,	gest. 8.
bei Ungeimpften	5 „	„ 5,	1 „	„ 1 =	7 „	„ 7,	3 „	„ 1.
Sa.	57 M.,	gest. 10,	33 W.,	gest. 7 =	86 M.,	gest. 16,	53 W.,	gest. 9.

Mithin waren 35,25 % der Erkrankungen entweder eingeschleppt, oder unmittelbar aus dieser Quelle stammend, und giebt dies einen Fingerzeig von der Wichtigkeit der Ueberwachung der zureisenden Auswanderer, bei welchen bei Pocken in der Regel grosse Sorglosigkeit herrscht und die Einschleppung am häufigsten beobachtet ist.

Von den in den Morbilitätslisten verzeichneten Erkrankungen kam im Allgemeinen die grösste Zahl (36) im März vor, in Bremen im April (26). Die sämmtlichen Erkrankungen kamen vor:

in Bremen	136 Erkrankungen,	20 Sterbefälle,	14,71 %$_0$	Mortalität.
„ Vegesack	5 „	1 „		
im Landgebiet	7 „	2 „		
	148 Erkrankungen,	23 Sterbefälle,	15,54 %$_0$	Mortalität.

In Bremerhaven kamen bei Kindern unter 10 Jahren 5, im späteren Alter 14, Total 19 Sterbefälle an Pocken vor, die Zahl der Erkrankten muss danach eine grosse gewesen sein. Die Mortalität der Pocken beträgt bei Geimpften 13,18 %$_0$, bei Ungeimpften 80 %$_0$. Nach der Oertlichkeit kamen die Erkrankungen und Sterbefälle vor:

		in ‰ der Bevölkerung:		
in der Altstadt	14 Erkrankungen	0,61	1	Sterbefall,
„ „ Neustadt	8 „	0,65	—	„
„ „ östlichen Vorstadt	39 „	1,48	10	„
„ „ mittleren „	10 „	1,47	1	„
„ „ westlichen „	12 „	0,72	5	„
im Landgebiet	7 „	0,40	—	„

Die östliche Vorstadt hatte wiederum die meisten Erkrankungen.*) Zu Ende des Jahres 1872 waren die Pockenerkrankungen zwar erloschen, aber schon im Februar des Jahres 1873 wurden wiederum

*) Die hauptsächlich betroffenen Strassen waren: am schwarzen Meer, Sorgenfrei und St. Jürgen Strasse. Im Jahre 1871 erkrankten von der Stadtbevölkerung 307 Personen an den Pocken, oder 0,370 % von der Bevölkerung. Am schwarzen Meer, Sorgenfrei und St. Jürgen Strasse 46 Personen, oder 2,632 % der Bevölkerung, mithin 7 mal mehr. Es starben von den Erkrankten im Allgemeinen: (von 307) 41 oder 13,36 %; von den Erkrankten jener 3 Strassen (von 46) 13 oder 28,26 %. Die Mortalität war also mehr als doppelt so gross. Es dürfte diese bedeutende Sterblichkeit vorzugsweise localen Ursachen zuzuschreiben sein, und zwar zunächst den grossen stauenden Schmutzgräben jener Gegend, die in dem trockenen Jahre keinen genügenden Abfluss hatten.

die Pocken eingeschleppt; es kam der erste Fall bei einem oberländischen Schiffer, dann mehrere bei Auswanderern vor. Die Zahl der eingeschleppten Erkrankungen bei zugereisten Personen beträgt 8, von welchen 2 Erkrankungen erst in der Beobachtungsstation bei mit Pockenkranken in Verbindung gewesenen Auswanderern sich declarirten. Die Erkrankungen bei hiesigen Bewohnern sind in drei Fällen zurück zu führen auf Connex mit den eingeschleppten Krankheitsfällen. Nachdem in den früheren Monaten 4, im April 9, Mai und Juni je 8 Erkrankungen vorgekommen waren, wurden später keine Erkrankungen mehr beobachtet. Die Gesammtzahl der Erkrankungen des Jahres war bei Ungeimpften 3 mit 2 Todesfällen, bei Geimpften 26 mit 4 Todesfällen. Unter diesen Todesfällen sind 3 auf der Durchreise gestorbene Auswanderer mit begriffen, und trat einer dieser Todesfälle bei einer Auswandererfrau aus Böhmen bei hämorrhagischen Blattern auf dem Wege zur Krankenanstalt ein.

Unter den Geimpften waren 2 mit, 4 ohne Erfolg revaccinirt, 24 der Kranken wurden im Absonderungshause der Krankenanstalt behandelt und 5 in Privathäusern. Im Landgebiete, in Vegesack und in Bremerhaven sind keine Fälle von Pocken vorgekommen. Varicellen (Windblattern) waren in Bremen und in Vegesack unter Kindern sehr verbreitet.

Impfwesen.

Mit dem Verschwinden der Blattern-Epidemie hat sich die Zahl der Revaccinationen auffallend vermindert, und nur wo Pockenfälle vorkamen, oder besondere Zwecke es verlangten, wurden dieselben noch ausgeführt.

Die öffentlichen Schutzblattern-Impfungen wurden von den Impfärzten vom 28. Mai bis zum 15. October in der Stadt im Locale der alten Börse in 21 Terminen, und auf 11 Impfreisen im Gebiete vorgenommen, wobei in der Stadt 760 und im Gebiete 340 Individuen geimpft wurden. Von diesen 1100 Geimpften waren 1060 Kinder bis zu 5 Jahren alt, und schlug in der Stadt nur bei $26 = 3^9/_{23}\,\%$, im Gebiete nur bei $15 = 4^7/_{17}\,\%$ die Impfung fehl.

Ueber die von den Aerzten in ihrer Privatpraxis geimpften Kinder und revaccinirten Erwachsenen etc. sind im Jahre 1873 zum ersten Male die Listen vom ganzen Bremischen Staate der Behörde zugegangen, denen zufolge von 58 Aerzten 2676 Kinder geimpft und 72 Personen revaccinirt worden sind. Ueber die Erfolge sind die Listen noch sehr mangelhaft, soweit es aber mitgetheilt ist, schlug in 63 Fällen = etwa 2,3 % die Impfung fehl.

Ueber das Verhältniss der Geimpften zu den Geborenen ist noch kein sicheres Resultat zu liefern, da vom ganzen Staate die nöthigen Ermittelungen noch nicht vorliegen. Eine möglichst annähernde Schätzung nach dem Vorjahre ergiebt, als:

Geboren	5447	Kinder
davon todt geboren	180	„
	5267	Kinder
„ gestorben unter 1 Jahr alt . .	856	„
	4411	Kinder
„ geimpft . . .	3839	„
bleiben (10,86 %) .	572	Kinder

gegen 711 = etwa 14,85 % im Jahre 1872.

Die in der Medicinalordnung verheissene Regelung des Impfwesens gab der Medicinal-Commission zu wiederholten Berathungen mit dem Gesundheitsrathe Veranlassung. In Folge dessen ist vom Senate am 30. October 1873 die Verordnung, das Impfwesen betreffend, erlassen worden und eine wichtige gesundheitliche Einrichtung geregelt. Die in dieser Verordnung angebahnte Reform, welche den allgemeinen Impfzwang oder vielmehr die Impfpflicht im gesundheitlichen Interesse des Gemeinwesens noch ausschloss, zu welcher nur die Vorschrift, nur geimpfte Kinder in den Schulen aufzunehmen, indirect nöthigte, ist neuerdings durch die Reichsverordnung über die Impfung und Wiederimpfung überholt worden.

b) Das Scharlachfieber.

Der Scharlach war schon im Jahre 1871 epidemisch verbreitet; in den monatlichen Uebersichten der Sterbefälle dieses Jahres findet sich Scharlach 69 mal als Todesursache angegeben.

Im Januar 1872 verzeichnen die Morbilitätstabellen der Stadt Bremen 94 Erkrankungen, von welchen in den folgenden Monaten bis Mai 40 bis 50, dann in geringerer Zahl, bis im Juli 16 Erkrankungen, die kleinste Zahl, zur Anzeige kamen. Der August zeigte wieder eine Steigerung der Krankheitsfälle, bis im October die grösste monatliche Zahl 105 vorkam, welche Zahl im November auf 93 und im December auf 66 herabging, Während des Jahres 1873 dauerte die Epidemie im geringeren Grade an, die monatlich angezeigten Fälle schwankten zwischen 60 im November und 11 im Juni, im Allgemeinen finden sich in den Monaten mit niedriger Temperatur, Januar, October, November, December zwischen 47 und 60 Erkrankungen, in den Monaten mit höherer Temperatur 11 bis 39 in den Morbilitätstabellen verzeichnet.

Im Jahre 1872 sind 730 Erkrankungen am Scharlach mit 97 Sterbefällen, im Jahre 1873 nur 409 Erkrankungen am Scharlach mit 30 Sterbefällen verzeichnet. Die Mortalität im Jahre 1872 betrug 13,29 %, ging im Jahre 1873 auf 7,33 % herab. In beiden Jahren kamen die meisten Sterbefälle am Scharlach im November vor. Im Landgebiete am rechten Weserufer ist im Jahre 1872 der Scharlach mit 142 Erkrankungen und 25 Sterbefällen notirt, allein die wirkliche statistisch festgestellte Sterblichkeit am Scharlach im Gebiete am rechten Weserufer war grösser und betrug 45 Sterbefälle. Im Jahre 1873 sind in den Morbilitätslisten 74 Erkrankungen mit 4 Todesfällen im Landgebiete verzeichnet, in der That aber 15 Todesfälle vorgekommen. Die Mortalität dieser Krankheit in diesen beiden Jahren (17,61 % im Jahre 1872 gegen 5,41 % im Jahre 1873) zeigt eine noch grössere Differenz als in der Stadt, kann aber dem wirklichen Verhältniss wohl kaum entsprechen. In Vegesack war im Jahre 1872 der Scharlach nur mit 6 Erkrankungen und 1 Todesfall, im Jahre 1873 gar nicht vorgekommen. In Bremerhaven sind im Jahre 1872 zwei Todesfälle am Scharlach vorgekommen, im Jahre 1873 vier Todesfälle. Das kindliche Alter unter 5 Jahren war 1872 unter den am Scharlach Gestorbenen mit 61 % vertreten, im Jahre 1873 mit 75,86 %.

c. Die Masern.

Mit Beginn des Jahres 1872 traten hier und da Masern auf, in den ersten beiden Monaten in einzelnen Erkrankungsfällen, gewannen aber dann an Ausbreitung und entwickelten sich zur Epidemie. Die Aufzeichnungen der monatlichen Morbilitätstabellen der Stadt Bremen begannen im März mit 46 Erkrankungen, erreichten in den folgenden Monaten in steigender Progression im Juni die Höhe von 885 und im Juli von 878, nahmen dann in der letzten Hälfte des Jahres rasch wieder ab, bis zu 36 Erkrankungen im Monat December. Die Gesammtzahl der verzeichneten Erkrankungen der Stadt Bremen beträgt 2552 mit 95 Todesfällen, Etwa 94 % der Gestorbenen betraf das kindliche Alter unter 5 Jahren. Die grösste Mortalität hatte der Monat Juli mit 47 Sterbefällen. Die durchschnittliche Mortalität der Erkrankungen berechnet sich auf 3,72 %. Ganz ähnlich wie in der Stadt in Bezug auf Ausbruch und Verlauf, doch anscheinend noch gutartiger, verhielt sich die Masernepidemie in dem Landgebiete, in welchem 645 Erkrankungen mit 20 Sterbefällen aufgezeichnet sind. Die Mortalität war hier 3,10 %. In Vegesack scheint die Epidemie noch gutartiger gewesen zu sein, es sind 142 Erkrankungen mit einem Sterbefall (Mortalität 0,7) verzeichnet. In der Stadt Bremen, in Vegesack und im Landgebiete sind zusammen 3339 Erkrankungen mit 116 Sterbefällen aufgezeichnet. Die Mortalität der Krankheit, 3,47 %, erscheint zwar nicht klein, wird aber doch nicht ganz der Wirklichkeit entsprechen, die leichteren, wie die schwereren Krankheitsfälle sind auf dem Lande schwerlich sämmtlich zur ärztlichen Kunde gekommen. Dies geht daraus hervor, dass im Landgebiete in 56 Sterbefällen die Masern als Todesursache angegeben sind.

Mit dem Beginn des Jahres 1873 war die Masernepidemie dem Erlöschen nahe; nachdem im Monat Januar d. J. noch 11 Erkrankungen in den Morbilitätslisten sich finden, folgen die übrigen Monate mit einzelnen oder gar keinen Erkrankungen, nur im Monat October finden sich noch 10 Erkrankungen mit einem Sterbefall aufgeführt, aber mit dem Schlusse des Jahres darf man die Epidemie als erloschen ansehen. Die Gesammtzahl der verzeichneten Erkrankungen der Stadt Bremen im Jahre 1873 beträgt

43 mit einem Sterbefall. In Vegesack kamen drei und im Landgebiete nur ganz einzelne Erkrankungen vor und bestätigt dies das Erlöschen der vorjährigen Epidemie.

d. Der Keuchhusten.

Der Keuchhusten hatte in den beiden ersten Monaten des Jahres 1872 eine ziemliche Verbreitung, die in den folgenden Monaten zwar abnehmend, doch ziemlich constant blieb. Die monatlichen Aufzeichnungen der Erkrankungen schwankten zwischen 142 (Januar) und 22 (August). In der Stadt Bremen sind 620 Erkrankungen verzeichnet, von welchen 27 tödtlich endeten, eine Mortalität von 4,35 %. In Vegesack sind nur 9 Erkrankungen ohne Todesfall, dagegen im Landgebiete 190 Erkrankungen mit zwei Todesfällen verzeichnet. Die Summe der von den Aerzten verzeichneten Erkrankungen in Bremen, Vegesack und Landgebiet betrug 819, von welchen 29 tödtlich endeten, somit die Mortalität der Krankheit in diesem Jahre 3,54 %. Die Zahl der Erkrankungen muss aber grösser gewesen sein, denn die wirkliche Zahl der Gestorbenen, bei welchen Keuchhusten die Todesursache gewesen ist, betrug in Bremen 30, im Landgebiete 17 und in Bremerhaven 8.

Im Jahre 1873 war der Keuchhusten weniger verbreitet und gutartiger als im Jahre zuvor. Die monatlichen Aufzeichnungen der Morbilitätslisten schwankten in der ersten Hälfte des Jahres zwischen 12 und 19 Erkrankungsfällen. In der zweiten Hälfte des Jahres stieg die Krankenzahl etwas, und im August sind 36 Erkrankungsfälle verzeichnet. Die Gesammtzahl der in den Listen aufgezeichneten Erkrankungen an Keuchhusten des Jahres 1873 beträgt 243 mit 8 Todesfällen. Die Mortalität der Krankheit von 3,29 % ist geringer als die des Jahres zuvor. Im Landgebiete war der Keuchhusten nur wenig verbreitet, es sind 23 Erkrankungen aufgezeichnet, wobei kein Sterbefall vorgekommen, in Vegesack ist dagegen nur eine Erkrankung verzeichnet. In Bremerhaven ist der Keuchhusten 4 mal als Todesursache constatirt.

e. Diphtheritis und Croup.

Diphtheritis war im Jahre 1872 in der Stadt Bremen ziemlich verbreitet und zwar vorzugsweise in den Herbst- und Wintermonaten Januar, September, October, November und December, während das Frühjahr und zum Theil die Sommermonate die geringere Zahl der Erkrankungen hatten. Die Aufzeichnungen der Krankenzahl in den monatlichen Morbilitätslisten schwankten zwischen 19 (Februar und April) und 51 Erkrankungen (November). Die Gesammtzahl der verzeichneten Erkrankungen des Jahres war 406 mit 31 Sterbefällen, die durchschnittliche Mortalität 7,64 %, in Vegesack sind 7, im Landgebiete 13 Erkrankungen verzeichnet. Die statistisch festgestellte Gesammtzahl der Gestorbenen an Diphtheritis war in Bremen 39, in Vegesack 3 und in Bremerhaven 1. Die meisten Sterbefälle (16) kamen im 3. Quartale vor. Kinder unter 5 Jahren starben in Bremen 26 und in Vegesack 2 an Diphtheritis. An Croup sind in Bremen 12, in Vegesack 3, in Bremerhaven 1, im Gebiet am rechten Weserufer 3, im Gebiet am linken Weserufer 12 und überhaupt 31 verstorben, davon 23 Kinder unter 5 Jahren.

Nicht ganz so gross war in der Stadt Bremen die Verbreitung der Diphtheritis im Jahre 1873 und von etwas gutartigerem Verlauf. Die Wintermonate November, December, Januar hatten nach den Morbilitätslisten die grösste Frequenz der Erkrankungen, während die Sommermonate Juni, Juli, August die kleinste Zahl der Erkrankungen zeigten; die monatlichen Aufzeichnungen schwankten zwischen 58 (December) und 11 Erkrankungen (August). Vom ganzen Jahre sind 380 Erkrankungen verzeichnet, von welchen 23 tödtlich endeten, eine Mortalität von 6,05 %. Die meisten Sterbefälle an Diphtheritis kamen im December vor (6). In Vegesack sind 5, im Landgebiete 21 Erkrankungen an Diphtheritis mit 5 Sterbefällen verzeichnet, es war aber die festgestellte Zahl der an Diphtheritis Verstorbenen im Landgebiete 14, in Bremerhaven 1. An Croup starben in der Stadt Bremen 22, im Landgebiete 12 Kinder, in Bremerhaven 2.

f. Der Unterleibstyphus.

Der Unterleibstyphus hatte im Jahre 1872 eine grössere Verbreitung gefunden, als in anderen Jahren. Derselbe trat in beschränkten Heerden und hin und wieder in kleinen Hausepidemien auf. Die Gesundheitspflege hat dieser Thatsache ihre besondere Aufmerksamkeit gewidmet, aber in keinem Falle in Bezug auf die Entstehungsursache die ursachlichen Verhältnisse zu ergründen vermocht. In der Stadt Bremen ist im Jahre 1872 der Unterleibstyphus als Todesursache in 52 Fällen constatirt worden, in Vegesack in einem, in Bremerhaven in 18 und im Landgebiete in 17 Fällen. Den Aufzeichnungen der Morbilitätstabellen zufolge begann der Monat Januar mit 19 Erkrankungen, welche in den folgenden Monaten bis April auf 7 sich minderten. Dann zeigen die Tabellen eine Zunahme der Erkrankungen, welche zumal im Juli sich bemerkbar machte und in der letzten Hälfte des Jahres in mehr oder weniger ungewöhnlich hohem Grade andauerten. Die monatlichen Aufzeichnungen schwanken zwischen 7 (März, April) und 86 Erkrankungen (October). Die Gesammtzahl der aufgezeichneten Erkrankungen betrug 357, die der daran Gestorbenen 46 und ergiebt die Mortalität der Krankheit in diesem Jahre 12,89 %. Im Landgebiete sind 49 Erkrankungen mit nur einem Sterbefall angegeben, was nicht zuverlässig erscheint, in Vegesack drei Erkrankungen. In den 6 Monaten der zweiten Hälfte des Jahres war die monatliche Zahl der Sterbefälle in Bremen ziemlich gleich (6 bis 7); im ganzen Staate war die grösste Zahl der Sterbefälle im October (16). Die Sterbefälle an Typhus betrugen in der Stadt Bremen 2,40 % sämmtlicher Sterbefälle, im ganzen Staate dagegen 2,67 %; von den an Typhus Gestorbenen starben 74 % in dem Alter von über 10 Jahren.

In dem Jahre 1873 war das Auftreten des Typhus weniger ausgebreitet. Die monatlichen Aufzeichnungen der Erkrankungen zeigten keine so grosse Frequenz und eine geringere Differenz in der Zahl der Erkrankungen in den einzelnen Monaten, als im Jahre zuvor. Die monatliche Zahl der Erkrankungen wird durchgehends mässig und in der zweiten Hälfte des Jahres nur um 25 grösser angegeben, als im ersten halben Jahre. Im November findet sich die grösste Zahl, 21, und im December die kleinste mit 7 Erkrankungen. Die Gesammtzahl der aufgezeichneten Erkrankungen beträgt 169, die der Gestorbenen 22 (die gleiche Zahl, wie 1871), die Mortalität der Krankheit berechnet sich auf 13,02 %. Im Landgebiete sind nach den Listen 37 Erkrankungen mit 4 Sterbefällen vorgekommen, in Vegesack 2 Erkrankungen. Die festgestellte Zahl der Sterbefälle an Typhus ist im Landgebiete 17 gewesen, in Vegesack 2, in Bremerhaven 10. Als Todesursache macht der Unterleibstyphus im Jahre 1873 in Bremen nur 1,33 % sämmtlicher Todesfälle aus. Unter den Monaten hatte in diesem Jahre in Bremen der Januar, im ganzen Staate der Februar und April, die grösste Zahl der an Typhus Gestorbenen, allein diese Sterbefälle sind vorzugsweise den Erkrankungen des Vorjahrs zuzuschreiben; in den Sommermonaten nimmt die Zahl der Gestorbenen ab und steigt dann wieder in den Sommer- und Herbstmonaten.

In Bezug auf die allgemeinen Causalbedingungen des Typhus liegt die Frage nahe, ob zwischen den Oscillationen des Grundwassers und der In- und Extensität des Typhus auch in Bremen ein bestimmter Zusammenhang sich nachweisen lasse. Die Vergleichung der Beobachtungen des Grundwassers mit den Ergebnissen der Morbilitätstabellen und der Mortalitätsübersichten befähigt uns, diese Frage auf das Bestimmteste zu bejahen.

Im Jahre 1870 und 71 ist die Regenmenge ungewöhnlich gering gewesen und das nach 41 Jahren berechnete Mittel der Regenmenge bei Weitem nicht erreicht worden. Ebenso zeigte sich das Jahr 1872. Durch den geringen Regen- und Schneefall hatte die Weser bei öfterem Schwanken in der ersten Hälfte des Jahres keinen höheren Stand als acht Fuss und auch nicht dauernd, war dagegen von Juli bis November anhaltend unter 0 gewesen. Dem Stande der Weser folgte der Stand des Grundwassers, welches auf allen Pegeln seit Juni bis October im Fallen und niedrig sich zeigte. Diesem andauernd niedrigen Grundwasserstande entsprach die höhere Frequenz der Erkrankungen und der Sterblichkeit am Typhus während des Jahres 1872. Das Grundwasser war im September und October am niedrigsten und in diesen Monaten sind auch an Unterleibstyphus relativ die meisten erkrankt und gestorben.

Im Jahre 1873 war die Regenmenge des Jahres noch geringer als in den beiden Vorjahren. Die Weser hatte in den Sommermonaten auch einen tiefen Stand, den niedrigsten im September. Allein die Hauptregenmenge, fast $^3/_4$ der Jahresmenge, fiel in die wärmeren Monate Mai — October und dies influirte auf das Grundwasser, jedoch nicht auf die Weser. Das Grundwasser senkte sich seit Mitte des Jahres zwar auch, aber auf keinem der Pegel zeigte sich ein so tiefer Stand als im Jahre zuvor. Der tiefste Stand des Grundwassers wurde erst im November, als Trockenheit wieder vorherrschte, beobachtet. Das Vorkommen des Typhus in den Frühjahrsmonaten, nur unbedeutend, nahm zwar um die Mitte des Jahres etwas zu, war aber, wie auch die Sterblichkeit an Typhus, immer nur mässig und meistens in allen Monaten weit unter der im Jahre 1872 verzeichneten Zahl der Erkrankungen. Aber auch bei diesem beschränkten Vorkommen entsprach auch in diesem Jahre die grösste Frequenz der Erkrankungen und der Sterbefälle dem tiefsten Stande des Grundwassers.*)

g. Der Brechdurchfall.

Der Brechdurchfall kam im Jahre 1872 in den beiden ersten und im vierten Quartale in geringer Zahl vor, dagegen in besonderer Häufigkeit im 3. Quartale, zumal im August. Die Aufzeichnungen der Morbilitätslisten bestätigen dies; sie hielten sich in Bremen in den ersten 5 Monaten zwischen 10 und 29 Erkrankungen, mit dem Monat Juni machte sich eine steigende Frequenz des Brechdurchfalles bemerklich, der im Monat August allein 27 % der gesammten Jahreszahl des Brechdurchfalls betrug. Die Gesammtzahl der im Laufe des Jahres am Brechdurchfall Erkrankten beträgt in Bremen 834, von welchen 58 gestorben sind, mithin die Mortalität der Krankheit 6,95 %. Die grösste Mortalität herrschte im August, wo 10,3 % der Erkrankten starben, während im Januar, Februar, April, November, December keine der Erkrankten verstorben sind. Im Landgebiete sind 71 Erkrankungen mit 3 Sterbefällen, in Vegesack 23 Erkrankungen mit 2 Sterbefällen verzeichnet.

Im Allgemeinen ist der Brechdurchfall als Todesursache verzeichnet in Bremen in 75 Fällen, in Vegesack in 2, in Bremerhaven in 2, im Landgebiete in 11 Fällen. Von diesen sind 69 Todesfälle (59 in Bremen) im ersten Lebensjahre, 15 im Alter von bis 5 Jahren, 1 von 5 bis 10 Jahren und 5 Fälle im späteren Alter verzeichnet.

---

*) cf. Anhang.

Für das kindliche Alter scheint die mangelhafte Beschaffenheit der Milch (in Folge der Maul- und Klauenseuche bei den Kühen) und die heisse Sommerzeit nicht ohne Einfluss für die Erkrankung gewesen zu sein. — Wirkliche Cholera ist nicht beobachtet worden.

Aehnlich verhielt sich das Jahr 1873. Der Brechdurchfall war eine häufige Krankheit, aber nicht blos im kindlichen Alter, sondern auch in den übrigen Altersklassen. In den ersten 4 Monaten wird in Bremen eine mässige Zahl der Erkrankungen in den Morbilitätstabellen angegeben, bis zu 38 per Monat; von Mai an beginnt die steigende Frequenz des Brechdurchfalls, welcher wiederum im August die grösste Häufigkeit erreichte. In diesem Monate sind 247 Erkrankungen bei Kindern unter 2 Jahren und 310 bei anderen Personen verzeichnet, die Gesammtzahl der aufgegebenen Erkrankten des ganzen Jahres beträgt bei Kindern unter 2 Jahren 768, von welchen 49 gestorben sind, und die Mortalität der Krankheit 6,38 %; die statistisch constatirten Sterbefälle bei Kindern unter 5 Jahren betrugen 56. — Bei älteren Personen kamen nach den Morbilitätslisten 844 Erkrankungen vor mit drei Sterbefällen (0,36 %). Diese bei Erwachsenen vorgekommenen 3 Todesfälle von Brechdurchfall unter dem Bilde der Cholera betrafen zwei hochbejahrte Arbeiter von 65 und 70 Jahren und den Heizer eines Flussdampfers. Im Landgebiete sind 199 Erkrankungen an Brechdurchfall mit nur 13 Sterbefällen verzeichnet, dagegen bei Kindern 27 Sterbefälle, bei Erwachsenen ein Fall amtlich constatirt worden; in Vegesack sind 10 Erkrankungen verzeichnet, es kam kein Todesfall vor, aber in Bremerhaven sind bei Kindern 13 Todesfälle constatirt. Erkrankungen an epidemischer Cholera sind nicht constatirt worden.

h. Das Wechselfieber.

Wechselfieber gehören in Bremen zu den endemischen Krankheiten. Ihre Verbreitung wechselt in den verschiedenen Jahren. Wenngleich die Krankheit weniger Beachtung findet, weil sie nur in höchst seltenen Ausnahmen unmittelbar zum Tode führt, so gehören doch die Malaria-Einflüsse zu den Bedingungen, welche die Lebensdauer zu kürzen im Stande sind und haben dadurch eine nicht zu verkennende sanitarische Bedeutung. In Bremen sind die Wechselfieber in der Regel leicht und unregelmässige Formen häufig.

Im Jahre 1872 kam das Wechselfieber den monatlichen Aufzeichnungen der Morbilitätslisten zufolge in allen Monaten häufig vor und zwar in einer Frequenz zwischen 21 und 59 Erkrankungen per Monat. Die grösste Häufigkeit zeigte sich in der Frühjahrszeit in den Monaten April, Mai und Juni und zwar zwischen 42 und 59 Erkrankungen. Die Gesammtzahl des Jahres wird auf 451 angegeben ohne Todesfall, im Landgebiet auf 89, in Vegesack auf 20.

Aehnlich verhielt sich das Jahr 1873, aber in diesem Jahre hatte das Wechselfieber durchgängig eine weit grössere Verbreitung. Die monatlich verzeichnete Zahl der Erkrankten schwankte zwischen 42 und 95. In den Frühjahrsmonaten März, April und Mai wurde wiederum die grösste Häufigkeit beobachtet, zwischen 82 und 95 schwankend. Die Gesammtzahl des Jahres belief sich auf 757, im Landgebiete auf 161, in Vegesack auf 27. In den Mortalitätslisten dieses Jahres ist das Wechselfieber 4 mal als Todesursache verzeichnet und zwar in dem Alter von 40—60 Jahren, 2 Sterbefälle kamen in Bremen vor und je einer in Vegesack und Bremerhaven.

3) Die Viehseuchen.

Gleich wie die epidemischen Erkrankungen sind auch die Viehseuchen im Jahre 1873 gegenüber den Vorjahren wenig verbreitet gewesen.

a. Die Wuthkrankheit.

Im Jahre 1872 sind bei Hunden in der Stadt 24 Erkrankungen an der Tollwuth constatirt worden und im Landgebiete 10 Erkrankungen. Dagegen ist 1873 in der Stadt die Erkrankung an der Tollwuth nur bei einem Hunde im Monat Juni constatirt worden, während im Landgebiete 4 der Tollwuth nur verdächtige Hunde getödtet worden sind. Auch kam im Anfang des Jahres 1873 die Erkrankung an der Tollwuth bei einer Kuh in Niederbühren vor. Dieselbe war am 12. Decbr. 1872 von einem an der Tollwuth erkrankten Hunde gebissen worden, dessen Erkrankung durch die Obduction bestätigt worden war. Am 14. Januar erkrankte die Kuh an der Wuthkrankheit und erlag derselben am 19. Januar. Die Ergebnisse der Section, in Gegenwart von Mitgliedern des Gesundheitsrathes vorgenommen, bestätigten ebenso wie der Verlauf der Krankheit die gestellte Diagnose.

In allen Fällen war die Constatirung der Wuthkrankheit durch die Obduction und die Nachforschung nach einer Uebertragung derselben, welche nicht selten zu constatiren ist, sowie nach den bei Menschen vorgekommenen Bisswunden, deren schleunigste Behandlung empfohlen ward, die nächste Sorge des Medicinalamtes. Nach fast zweijähriger Andauer konnten die nothwendigen Maassregeln des Tragens der Maulkörbe oder des Anlegens der Hunde zu Ende des Sommers erlassen werden.

b. Der Milzbrand.

Im Jahre 1872 war der sporadische Milzbrand in der Stadt und im Landgebiete vielfach vorgekommen. Es erkrankten:

in der Stadt	18 Kühe,	1 Ochse,	1 Kalb,
im Landgebiete	22 „	1 „	1 „
	1 Rind,	1 Queene,	1 Schwein.

Im Allgemeinen 47 Stück Vieh.

Im Jahre 1873 zeigte sich der sporadische Milzbrand in der Stadt nur bei acht Kühen (in der westlichen Vorstadt bei 6, in der östlichen Vorstadt bei 2 Kühen).

Im Landgebiete kamen am Buntenthorssteinwege 3, in Walle eine und in Oslebshausen eine Erkrankung, im Allgemeinen 5 Erkrankungen an Milzbrand vor. Alle Erkrankungen sind wiederum durch die Obduction vom Polizeithierarzte constatirt worden. Abgesehen von der Beseitigung der inficirten Cadaver durch den Abdecker, von der Desinficirung der Stallungen, um die Weiterverbreitung der Krankheit zu verhüten und von der Isolirung und dem Verbote des Verkaufes verdächtigen Vieh's, erkannte das Medicinalamt als die Hauptsorge, den Genuss des Fleisches kranken Vieh's zu verhüten. Das eilfertige Bestreben, krankes Vieh vor dem Verenden noch zu schlachten, um dasselbe für den Consum noch verwerthen zu können, drängt mit allen sanitarischen Gründen zu der genauen Einhaltung der sachverständigen Fleischschau vor und nach dem Schlachten. Eine derartige sanitarische Fleischschau vermag wenigstens in unseren Mauern den Consum des Fleisches von krankem Vieh zu verhüten, was bei dem eingeführten auswärts geschlachteten Fleische nur selten möglich ist. Die Erfahrung der täglich vorkommenden Contraventionen beweisen, dass derartiges Fleisch, was derjenige verwirft, welcher den Ursprung kennt, der Stadt zum Consum häufig noch zugeführt wird.

II. Die öffentliche Gesundheitspflege.

Die öffentliche Gesundheitspflege wird von Seiten des Medicinalamtes ausgeübt und in Bremen von einem Mitgliede des Senats, welches der Medicinal-Commission und der Polizei-Direction angehört, geleitet, unter sachverständiger Beihülfe der Mitglieder des Gesundheitsrathes, der Polizeiärzte und des Polizeithierarztes.

Im Jahre 1873 hat die sanitarische Obhut sich besonders auf folgende Gegenstände erstreckt:

1) Die Nahrungsmittel.

Im Jahre 1873 ist noch häufiger als im Vorjahre die Prüfung und Begutachtung der Nahrungsmittel die Aufgabe des Polizeithierarztes, des Medicinalchemikers oder auch des Gesundheitsrathes gewesen. Zunächst gab die Beaufsichtigung der zum Verkaufe ausgebotenen Victualien oder die an das Medicinalamt gelangten Anzeigen von verdächtigen Nahrungsmitteln den Anlass zu dieser Prüfung. Diese betraf vor Allen theils hier geschlachtetes und krank befundenes Vieh, als Rindvieh mit der sogenannten Perlsucht, finnige Schweine etc., theils von auswärts zur Stadt gebrachtes Fleisch von krankem Vieh. Derartiges Fleisch von krank befundenem Vieh wurde dem Abdecker überwiesen, finnige Schweine zum Aussieden des Fettes. In anderen Fällen gaben verdorbene, frische oder geräucherte oder gepöckelte Fleischwaaren zur Untersuchung und zur Confiscation durch das Medicinalamt Anlass. Besonders häufig kamen verdorbene Schinken vor, auch in faulige Gährung übergegangene Wurst, in Fäulniss gerathenes gehacktes Fleisch (sogen. Mett), verdorbene Ochsenzungen. Von anderen Nahrungsmitteln war mangelhaft bereitete oder verfälschte Butter, desgleichen verdorbene Fische, Häringe u. s. w. wiederholt

Gegenstand der Untersuchung. Auch die Milch, welche fast allgemein durch Verdünnung mit Wasser eine Verschlechterung erfährt, gab zur Prüfung mehrfach Anlass. Der Genuss von verdorbenem, sogenannten Bricken-Käse gab zu Ende Juni gleichzeitig in mehrerern Häusern zu Erkrankungen mehrerer Familienglieder unter den Erscheinungen von Brechdurchfall Veranlassung. Die Untersuchung constatirte nur die Verderbniss des Käses.

Das Vorkommen von Trichinen im Schweinefleisch ist nur in importirtem Amerikanischen Schweinefleisch wiederholt constatirt worden, in hiesigen Schweinen dagegen nicht, nur ein aus dem Oldenburgischen stammender Schinken ist verdächtig gewesen. Die mikroskopische Fleischschau wird von 12 beeidigten Fleischbeschauern geübt. Dieselbe beruht zwar auf keiner polizeilichen Zwangsvorschrift, sondern nur auf einer von der Polizei-Direction veranlassten und durch strenge Conventionalstrafe gesicherten Vereinbarung der Schlächter, allein weil bei Verkauf trichinösen Schweinefleisches an Consumenten die Bestimmung des § 367 Nr. 7 des Strafgesetzbuches ihre Anwendung findet, tritt eine Nöthigung zur mikroskopischen Fleischschau für den Detailhandel ein. Im Verkauf von Fleischwaaren im Grosshandel dagegen bleibt die Untersuchung dem freien Ermessen überlassen, indem nach der Erkenntniss des Polizeigerichts auf den Grosshandel jene Strafvorschrift keine Anwendung findet. Bei den zahllosen Untersuchungen der importirten Schinken und Speckseiten sind in 94 Schinken und 31 Speckseiten Trichinen nachgewiesen worden. Sämmtliche trichinöse Waare ist Seitens des Medicinalamtes confiscirt und unter amtlicher Controle zur Auskochung des Fettes dem Seifensieder oder dem Abdecker übergeben worden. Bei so häufigem Befunde in Amerikanischen Schinken hat es nicht an Unvorsichtigkeiten gefehlt, in deren Folge Trichinenerkrankungen vorgekommen sind. Von verschiedenen Aerzten sind 9 mal Trichinen-Erkrankungen constatirt worden. Einmal erkrankten 6 Personen aus einer Quelle, die drei übrigen Fälle waren Einzelerkrankungen. Die Erkrankungen waren durchgehends leicht, für die intensivere Erkrankung war der Genuss des mageren Schinkenfleisches maassgebend. In allen Fällen trat Genesung ein.

2) Getränke.

Trinkwasser.

Die im Jahre 1873 in dem für diese Zwecke besonders eingerichteten „chemischen Laboratorium der Sanitätsbehörde" fortgesetzten Untersuchungen der Trinkwasser führten zu ähnlichen Resultaten wie im Vorjahre.

a. Oeffentliche und Privatbrunnen.

Dem Laboratorium sind wiederholt Proben von Trinkwassern zugesandt, welche durchaus keine nachtheiligen Beimischungen enthielten und für die ihnen zugeschriebenen Folgezustände nicht verantwortlich gemacht werden konnten. Immerhin mehren sich jedoch im Allgemeinen die Fälle, wo eine geringe Beimischung fremdartiger Stoffe im Trinkwasser entdeckt wird, dessen allmälige Zunahme sich schwerlich ohne grossartigere Reformen wird verhüten lassen. Von den untersuchten 432 Trinkwassern waren 286 den öffentlichen Brunnen entnommen, und davon 119 ganz rein, 150 mittelmässig und 17 schlecht. Von 146 Privatbrunnen, von denen 27 auf Anordnung des Medicinalamtes untersucht wurden, waren 54 gut, 24 mittelmässig und 68 schlecht. Der Genuss des Wassers der schlecht befundenen Brunnen wurde untersagt, und der Versuch gemacht, die Brunnen durch Reparatur zu verbessern.

Alle Verunreinigungen stammten in der Mehrzahl der Fälle aus undichten Canälen, Latrinen oder Senkgruben, und wurden meistens durch Dichtung derselben beseitigt; nur in einzelnen Fällen ist der Untergrund mit stickstoffhaltigen Materien geschwängert, und aus demselben daher überhaupt kein fehlerfreies Wasser zu Tage zu fördern.

b. Wasserleitung.

Das von der neu eröffneten städtischen Wasserleitung zugeführte Wasser wurde im Laboratorium einer sorgfältigen Prüfung unterzogen, und zwar wurde zunächst das in die Röhren gefüllte unfiltrirte Weserwasser untersucht, um es später mit dem filtrirten vergleichen zu können.

Die fortgesetzten Untersuchungen lieferten ein sehr günstiges Resultat, indem das Wasser sich rein und klar erhält, und die früheren Beimischungen des unfiltrirten Wassers sich bis auf geringe Spuren verloren haben. — Es wurde das Wasser geprüft auf seinen Gehalt an festen Bestandtheilen, an organischer Substanz, an Eisen, Blei, Ammoniak, Salpetersäure, Phosphorsäure, und es wurde täglich die Temperatur (+ 8°,6 — + 5°,4 R.) und die Ablenkung der astatischen Nadel des Multiplicators (70° — 52°) gemessen. Wegen eines ganz ungewöhnlich niedrigen Wasserstandes der Weser im letzten Winter haben theils noch nicht alle Untersuchungen durchgeführt werden können, theils steht noch nicht fest, ob bei längerem höheren Wasserstande der Gehalt des Leitungswassers eine Aenderung erleiden wird. Jedenfalls hat sich jedoch herausgestellt, dass die angewandte Untersuchungsmethode vollkommen ausreicht, alle qualitativen Aenderungen im Gehalte des Wassers sofort zu entdecken.

3) Bauordnung und gesundheitliche Wohnungsaufsicht.

In Berücksichtigung des wichtigen Einflusses, welchen die öffentliche Gesundheitspflege in den Baupolizeiordnungen beanspruchen muss, ist im Jahre 1873 mit Rücksicht auf die vorbereitete Revision der Bauordnung der Gesundheitsrath von Seiten der Medicinal-Commission zu einem Gutachten aufgefordert worden. Die Interessen der öffentlichen Gesundheitspflege verlangen, wie aller Orten anerkannt wird, bei der Leitung des Bauwesens gegenwärtig eine grössere Beachtung wie vor Jahren und die Reform älterer Vorschriften erscheint ein dringendes Bedürfniss, um gesundheitsgemässeren Einrichtungen der Wohnungsverhältnisse Eingang zu verschaffen. Der Gesundheitsrath hat in dem desfallsigen Gutachten die gesundheitlichen Forderungen zur Geltung zu bringen gesucht, welche die Erfahrungen auf dem Gebiete der öffentlichen Gesundheitspflege ergeben haben und welche den Berathungen der Section für öffentliche Gesundheitspflege auf der Naturforscher-Versammlung zu Leipzig im Jahre 1872 zu entnehmen sind. Die sanitarischen Anforderungen beabsichtigen, die schlimmsten Uebelstände zu verhüten, unter denen die gesundheitliche Beschaffenheit der Wohnungen alter Städte vielfach zu leiden pflegt. Sie beziehen sich auf die Breite, Höhenlage und den Untergrund der Strasse und deren zweckmässige Abwässerung, auf den nothwendigen Hofraum der Häuser, auf die Höhe der Wohnräume, auf Luft und Licht in denselben durch genügende, nicht blos durch Luftscheiben gehörig zu öffnende Fenster, auf die Bedingungen für die Bewohnungsfähigkeit der Kellerräume und der Dachräume, auf die Verhütung der Einflüsse gewerblicher Anlagen und auf die Bewahrung und Abführung der flüssigen und festen Abfallstoffe. Nach den täglich wachsenden Erfahrungen dürfen die allgemeinen Vorschläge zweckmässige Ergänzungen zu erfahren haben. Die Bauordnung hat die dankbare Aufgabe, für die gesundheitliche Wohlfahrt der Bewohner zu sorgen und muss in dieser Beziehung der freien Willkür der Bauenden eine angemessene Schranke ziehen.

Die bisher bestehenden Vorschriften über die Anlage von Souterrain-Wohnungen haben nicht verhindern können, dass auch in Bauten, die der neueren Zeit angehören, die Souterrains zu Schlaf- und Wohnräumen benutzt werden, die den gesundheitlichen Forderungen keineswegs entsprechen. Auch in den älteren Kellerwohnungen der Alt- und Neustadt finden sich noch mehrfach gesundheitsschädliche Wohnungsverhältnisse, deren Einrichtung einer Zeit angehört, welche die Gesundheitspflege kaum berücksichtigte. Sie alle geben der Befürchtung Raum, bei gegebenen Veranlassungen gemeingefährliche Brütestellen verderblicher Infectionskrankheiten zu werden. Wo in den Lokalen die Gesundheitsschädlichkeit klar zu Tage trat, ist das Medicinalamt eingeschritten, hat Untersuchungen Sachverständiger veranlasst und die Räumung und das Verbot der Benützung der Keller als Wohnung angeordnet. Derartige Keller lagen mehrfach in engen Strassen, wo Luft- und Lichtzutritt durch hohe Häuser gehindert war und zeigten durch geringen Rauminhalt, Mangel an Licht, übele Luftbeschaffenheit und Unreinlichkeit, deren volle Ausdehnung zu schätzen die vollkommene Dunkelheit nicht selten verhinderte, den Mangel der ersten Erfordernisse einer menschlichen Wohnung. Ein anderer Keller musste wegen eines mit üblen Ausdünstungen verbundenen Gewerbebetriebes für unbrauchbar zum Wohnen erklärt werden. Ein Gleiches betraf eine in einem ehemaligen Kuhstall eingerichtete Wohnung, die wegen geringen Rauminhalts, baulichen Verfalls und Unreinlichkeit unbewohnbar war. Auch wegen Ueberfüllung einer beschränkten Wohnung fand eine Untersuchung statt. Es geräth hier die Gesundheitspflege mit den Verhältnissen der Armuth in Conflict. Wo gegenwärtig in Städten in Folge eines grossen Zuzuges der Landbewohner die Miethpreise für Wohnungen so sehr in die Höhe gegangen sind, zwingt die Dürftigkeit zu einer Wohnungsbeschränkung, die den sanitarischen Ansprüchen oft nicht genügt. Eine medicinal-polizeiliche Vorschrift über die nach dem Kubikinhalt der Wohnung zu bemessene Maximalzahl der Bewohner, welche der Vermiether in den Wohnräumen aufnehmen darf, eine Bestimmung, welche die sanitarische Gesetzgebung Englands für Logirhäuser schon länger besitzt, würde diesem Uebelstand entgegen wirken können.

Eine besondere Beachtung der öffentlichen Gesundheitspflege verdienen die Latrinen, Düngergruben, Abfallwassergruben, Abläufe und Gossen. Die Beseitigung der Uebelstände derselben hat das Medicinalamt möglichst gefördert. Bekanntlich sind die Latrinen verschieden eingerichtet und sind in den älteren Baulichkeiten der Stadt vorzugsweise auf Versickerung berechnete Gruben. An die Stelle des willkürlichen Ermessens des Bauenden, dem früher bei der Anlage der Latrinen ein ungemessener Spielraum gelassen war, kann jetzt die in zahlreichen Fällen zur Anwendung kommende Vorschrift der Bauordnung über die wasserdichte Herstellung der Gruben die Schädigung der Gesundheit der künftigen Bewohner aus dieser Quelle allmälig beseitigen. Bei Gruben, welche länger nicht gereinigt waren, hat das Medicinalamt zur Räumung wiederholt aufgefordert und wo bei dieser Gelegenheit ein wasserdichter Boden nicht gefunden wurde, die Herstellung einer vorschriftsmässigen wasserdichten Grube verlangt. In älteren Gebäuden der Altstadt wurden im Laufe des Jahres 44 Latrinen, in der Neustadt 3, in der Vorstadt in Baulichkeiten, die der Neuzeit angehören, 47 Latrinen auf obrigkeitliche Anordnung nach Vorschrift wasserdicht hergestellt. In sanitarer Hinsicht gaben auch bei der gesundheitlichen Stadtuntersuchung die sogenannten Eimer-Aborte, die oft auf dem Boden, wo Bewohner schlafen, oder im Hausraum sich aufgestellt finden, zu Bedenken oder

Beanstandung Anlass. Ebenso musste bei den unzähligen Düngergruben der Stadt und der Vorstädte die wasserdichte Herstellung und die Bedeckung der Gruben aus gesundheitlichen Gründen verlangt werden. Die Viehwirthschaft treibenden Bewohner der ausgedehnten westlichen Vorstadt, welche erst in den letzten Jahrzehnten aus ländlichen Verhältnissen in vollkommen städtische Zustände übergegangen sind, richteten gegen das Verbot undichter Düngergruben eine Vorstellung an den Senat. Ein vom Gesundheitsrathe erstattetes Gutachten suchte unter Nachweis der Hinfälligkeit der angeblichen Erfahrung der Petenten, dass die versickernde Jauche das Erdreich undurchlässig mache, die gesundheitliche Bedenklichkeit der Jauchenversickerung zunächst für die Brunnen darzuthun, sowie die ökonomische Bedeutung der Conservirung der Jauche für den Wirthschaftsbetrieb, so dass in dem Gebot des Medicinal-Amtes der Anlage wasserdichter Düngergruben der persönliche Vortheil mit den gesundheitlichen Interessen der Allgemeinheit Hand in Hand geht. In der Altstadt wurden 6, in der Neustadt 10, in der östlichen Vorstadt 4 und in der westlichen Vorstadt 77 Düngergruben vorschriftsmässig hergestellt. Wie die Düngergruben, so verlangten auch vielfach die Senkgruben für die Abfallwässer des Hauses eine wasserdichte Herstellung. Leider sind lokaler Verhältnisse wegen die sogenannten Versickerungstonnen noch nicht verschwunden, wenn auch verringert. Rücksichtlich der Abläufe und Gossen wurden mehrfache sanitarische Untersuchungen und gutachtliche Aeusserungen des Gesundheitsraths verlangt; andere darauf bezügliche Uebelstände kamen bei der gesundheitlichen Stadtuntersuchung von Seiten des Vereins für öffentliche Gesundheitspflege im Jahre 1873 zur Sprache. Es finden sich diese Uebelstände meistens bei gemeinschaftlichen Abläufen und Gossen, welche über Grundstücke verschiedener Besitzer oder durch Anderer Häuser ihren Lauf zu nehmen haben, oder in den Zwischenmauern der Häuser liegen. Diese Abläufe, in der Regel nur für Haus- und Himmelwasser bestimmt, werden nicht selten missbraucht und für alle üblen Abfallstoffe (auch des Gewerbebetriebes) unerlaubter Weise benutzt, eine häufige Quelle der Luftverderbniss. Allein das Reinigungsverfahren, welches den Nachbarn die Hauptsorge für die Abführung der Abfallstoffe zuschiebt, rächt sich in gesundheitsschädlichen Ausdünstungen, die nicht auf das nachbarliche Grundstück allein beschränkt bleiben. Ein durch den Keller des Nachbars geführter Canal für Abfallwässer gab zu zweimaliger Untersuchung Veranlassung, die diese Unzuträglichkeit und Gesundheitsschädlichkeit constatirte. Viele dieser gemeinschaftlichen Abläufe beruhen auf alten Gerechtigkeiten weit verzweigter alter Wasserläufe; sie bedürfen bei rationell durchgeführter Canalisation eine Rectification durch zweckmässige Verbindung mit den Strassencanälen.

4) Die öffentliche Reinhaltung der Stadt.

Die Thatsache, dass für die öffentliche Gesundheitspflege die Sorge für Reinlichkeit obenan steht und dass die Reinhaltung der Luft und des Bodens durch rasche Beseitigung der Abfälle und durch Verhütung der Sammelpätze von Unrath für die gesundheitliche Beschaffenheit unserer Wohnplätze eine wesentliche, eine Lebens-Bedeutung hat, findet von Tag zu Tag in den Augen der Bevölkerung mehr Anerkennung. Der Aufmerksamkeit, welche das Medicinalamt den Uebelständen schenkt, kommt schon vielfach das Verständniss und die Bereitwilligkeit des Publicums entgegen und so sind die Bemühungen der Behörde, die zu Tage tretenden Uebelstände hinsichtlich der Reinhaltung der Strassen, Gänge und Hofplätze zu beseitigen, nicht ohne Erfolg gewesen. Mittheilungen Privater ergänzen, was dem Auge der Beamten entgangen ist. Einen wesentlichen Dienst hat im Berichtsjahre dem Gemeinwesen zum zweiten Male die freiwillige patriotische Thätigkeit einsichtiger Mitbürger erwiesen, welche sich an der gesundheitlichen Stadtuntersuchung, die durch den Verein für öffentliche Gesundheitspflege angeregt und ins Werk gesetzt wurde, betheiligt haben. Wiederum wie im Jahre 1871 gab die Annäherung der Cholera und deren Ausbruch im Osten und Süden von Deutschland Anlass zu dieser Untersuchung. Mit gleichem Erfolge, wie in dem genannten Jahre sind die Localitäten der Stadt und der nächstliegenden ländlichen Gemeinwesen (Hastedt und Buntenthorsteinweg) von circa 40 kleinen Commissionen durchwandert und in Bezug auf ihre Zustände begutachtet worden. Die untersuchenden Ausschüsse haben auf die gesundheitsschädlichen Einflüsse vieler nur durch Gewohnheit ertragbarer Zustände mit Sachkenntniss aufmerksam gemacht und durch Rathschläge segensreich gewirkt. Die Bezeugung von vielfach verbesserten Zuständen gegen die Untersuchung von 1871 hat dargethan, wie die Auffassung der freundlich anerkannten Bestrebungen auf das Gemüth und die Bildung der städtischen Bevölkerung von Einfluss gewesen ist. Aber auch zahlreiche Uebelstände in Haus, Stall und Hof wurden an das Licht gebracht, durch das Medicinalamt einer näheren Untersuchung unterzogen und die Beseitigung der gesundheitsschädlichen Zustände, der Unreinlichkeiten in Gängen und Höfen, der unzweckmässigen Beseitigung der Abfallstoffe durch Eingraben auf dem Terrain der Wohnung, der Unzuträglichkeiten beim Viehhalten, bei Düngergruben, Latrinen und Abläufen, den gegenwärtigen Anforderungen entsprechend veranlasst. Manche Zustände hängen mit vom Staate vorzunehmenden sanitarischen Verbesserungen zusammen, von städtischen Anlagen und erwarten ihre Lösung von der nächstkommenden Zeit. Dahin gehört das noch mangelnde Strassenpflaster in einigen abgelegenen Strassen der Vorstadt, wo das Hauswasser zur Versickerung auf die Strasse gegossen werden muss, die Benutzung der für Tagwasser bestimmten Gräben zur Aufnahme von Haus- und Abfallwasser, der Mangel öffentlicher Pissoirs in den Vorstädten, der Mangel an Abwässerungscanälen, die üblen Ausdünstungen in öffentlichen Gebäuden u. s. w. Die gesundheitsschädliche Unzuträglichkeit, welche der Abzugsgraben der östlichen Vorstadt im Gefolge hat, ist von der Sanitätsbehörde und in gutachtlichen Berichten des Gesundheitsraths wiederholt zur Sprache gebracht. Diesem Uebelstand ist gegenwärtig durch die Anlage des grossen Sammelkanales abgeholfen. Einen anderen verwerflichen gesundheitlichen Uebelstand, betreffend die Verunreinigung der Luft durch die Ablagerungsstätte der Kothstoffe auf der Weide, dessen widerliche Ausdünstungen die Nachbarschaft im weiten Kreise nach der Windrichtung, zumal den neuen Bahnhof, arg belästigen, ist neuerdings zur Sprache gebracht, in Betrachtung gezogen und auf Gutachten des Gesundheitsrathes der Beschluss der Verlegung des Ablagerungsplatzes gefasst worden, ein Beschluss, der jetzt schon zur Ausführung gekommen ist.

Für die Reinhaltung der Stadt verspricht man sich viel von

der allgemeinen Wasserleitung, insbesondere für die Spülung der Canäle, allein die erst am Schlusse des Jahres erfolgte Eröffnung hat zu Erfahrungen in dieser Beziehung noch keine Gelegenheit gegeben.

Auf dem Landgebiete gab die Braake der Actienbrauerei in Hemelingen, deren Ausdünstungen auch auf diesseitiges Gebiet gesundheitsschädliche Luftverderbniss bewirken sollten, zu einer Untersuchung und Begutachtung des Gesundheitsraths Anlass. Dies stehende, von früheren Deichbrüchen herrührende Gewässer ist seit Jahren durch die Abfallwässer, früher der Zuckerfabrik, jetzt der Brauerei, verunreinigt worden. Die in demselben vor sich gehenden Zersetzungsprocesse bewirken eine Luftinfection durch übele Ausdünstungen, welche zunächst für die Nachbarschaft eine arge Belästigung sind. Die in Folge der Windrichtung immerhin mögliche Fortführung der inficirten Luft auf das entferntere Bremer Gebiet hat durch gesundheitliche Schädigungen sich noch nicht constatiren lassen.

5) Gesundheitliche Aufsicht auf den Gewerbebetrieb.

Der Gewerbeordnung ist zu danken, dass die Anlagen zum Gewerbe- und Fabrikbetrieb gegenwärtig eine grössere gesundheitliche Beachtung finden, als vordem, wo dem Eigenwillen des Einzelnen ein grösserer Spielraum gegeben war. Der Schutz des Publicums und der Arbeiter gegen Gesundheitsbeschädigungen durch Industrieanlagen ist durch das Gesetz zwar anerkannt, aber die Praxis ist noch unausgebildet und an keine festen Normen gebunden. So bleibt ein weiter Spielraum der individuellen Auffassung, welche bei Begutachtungen verschiedene Sachverständige zu entgegengesetzten Entscheidungen führen kann. Es sind im Jahre 1873 vielfache sanitarische Untersuchungen durch den Gesundheitsrath vorgenommen worden, welche theils vom Medicinalamte veranlasst wurden, theils durch Wachsamkeit der Adjacenten aus deren Initiative hervorgegangen sind. Unter den gewerblichen Anlagen, welche wegen zu befürchtender Uebelstände zu wiederholten Untersuchungen und meistens zu mehrfachen Begutachtungen Anlass gaben und bis zum Recursverfahren geführt wurden, sind folgende zu erwähnen:

Die Cementfabrik in der Neustadt war in der Recurs-Instanz unter schützenden Vorrichtungen gegen die zu befürchtenden Belästigungen von dem Brennen des hydraulischen Kalkes gestattet worden. Als später der Unternehmer diese schützenden Anlagen für überflüssig erklärt und um Entbindung von den auferlegten Einrichtungen nachgesucht hatte, auch die technischen Gutachten divergirend ausgefallen waren, musste der Gesundheitsrath in seinem Gutachten (12. Januar) die Entscheidung über die möglichen zu Bedenken Anlass gebenden sanitarischen Einflüsse ablehnen und die zu Ratheziehung technischer Sachverständigen empfehlen, denen aus eigener Erfahrung derartige Cementfabriken bekannt waren. Die Genehmigung blieb jedoch schliesslich an schützende Einrichtungen gebunden.

Wegen der projectirten Anlage einer gewöhnlichen Kalkbrennerei (am Buntenthorssteinwege), deren Betrieb für die Adjacenten und die naheliegende Vegetation mit durch keine schützenden Vorrichtungen ganz zu beseitigenden Belästigungen und Schädlichkeiten verbunden ist, wurde vom Gesundheitsrathe (1. März) ein Gutachten abgegeben, die Anlage aber nach der Entscheidung in der Recurs-Instanz nicht genehmigt.

Die projectirte Anlage einer Reisstärkefabrik (am Stephanithorsbollwerk) führte zu weitläuftigen Verhandlungen, in welchen nach Beibringung ausführlicher Gutachten von Seiten der beiden Parteien die umsichtigsten Erwägungen stattfanden. Der Gesundheitsrath fand Veranlassung, sich in drei Gutachten zu äussern. Die projectirte Fabrikation, welche durch ein Schnell-Verfahren mittelst kaustischer Soda, ohne Beabsichtigung der Klebergewinnung die Bedenken und Gefahren für die Umgebung zu beseitigen trachten will, wurde schliesslich in der Recurs-Instanz, unter Auferlegung der Neutralisation der Abwässer vor dem Abflusse in die Weser, genehmigt.

Derartige grosse Fabrik-Etablissements, wie die vorstehenden, erfordern in der Beaufsichtigung der Betriebe neben den Vertretern der gesundheitlichen Fragen, auch technische Fabrikinspectoren.

Die Aufstellung von Leuchtgas-Apparaten, welche Leuchtgas aus Naphtha herstellen, veranlasste Bedenken der Nachbarn in

Bezug auf Feuergefährlichkeit, die auf technische Begutachtung die Recurs-Behörde als grundlos annahm.

Die gesundheitspolizeiliche Beaufsichtigung der Gewerbebetriebe führte, provocirt durch nachbarliche Beschwerde, zu Begutachtungen des Gesundheitsrathes über die sanitarischen Nachtheile eines die Nachbarschaft belästigenden Dampfrohres, und eines Knochenlagers und Lumpenmagazins auf dem Wall. Ebenso gab die Verwendung von Bleiröhrenleitungen in den Schenklocalen der Bierwirthschaften Anlass zu einer Untersuchung und Begutachtung des Gesundheitsrathes (8. Februar), in deren Folge das Medicinalamt den sanitarisch bedenklichen Gebrauch von Bleiröhren zum Ausschenken in Bierlocalen, welcher in 28 Bier-Apparaten durch chemische Untersuchung constatirt war, untersagte und statt deren Röhrenleitungen aus Zinn, höchstens bis zu $^1/_6$ Bleilegirung, empfahl.

Von den Gewerbebetrieben, welche einer Genehmigung bedürfen, kamen noch eine Logirwirthschaft für Auswanderer, eine Schenkwirthschaft und eine Kellergastwirthschaft zur Begutachtung des Gesundheitsrathes. Die Forderungen der Gewerbeordnung in Bezug auf die Beschaffenheit und Lage der Locale sind in erster Linie auf die gesundheitspolizeilichen Verhältnisse zu beziehen. Diese Gewerbebetriebe haben gemeinsam zum Object ihres Gewerbes den Menschen und derartige Gewerbebetriebe, welche die Bestimmung haben, zur Unterhaltung, zum Trinkgenuss und zur Verpflegung einer grösseren Anzahl von Menschen zu längerem Beisammensein zu vereinen, sollten einen gesunden, zur Erholung von Körper und Geist geeigneten Aufenthalt bieten. Bestimmte Vorschriften bestehen in Bremen zwar noch nicht, aber damit derartige Locale nicht die Brutstätte von Krankheiten werden, ist für ausreichende Raumverhältnisse, Verhütung der Ueberfüllung derselben, für Reinlichkeit, gute Luft und zweckmässige Lüftungseinrichtungen, sowie für die nothwendigen Bedürfnisse der zeitweiligen Bewohner und für gesundheitsgemässe Abführung der Abfallstoffe Sorge zu tragen. Das involvirt auch die Festsetzung der auf den Cubikinhalt zu berechnenden Zahl der zuzulassenden Personen. Dies trifft besonders die Logirhäuser. Der Erwägung ist auch zu empfehlen, ob die Branntweinschenken, welche der Trunksucht Vorschub leisten, wie die Gewerbeordnung an die

Hand giebt, von dem Nachweis eines vorhandenen Bedürfnisses abhängig zu machen seien. Der Brantweingenuss ist für den Menschen wohl ein arzneiliches Stärkungsmittel, aber kein unumgängliches Bedürfniss für unser physiologisches Leben, er wird durch Gewohnheit leicht zu einer gesundheitlichen Schädlichkeit.

Projecte zur Anlage von Schlachtereien wurden mehrfach vom Gesundheitsrathe einer gesundheitlichen Prüfung unterzogen. Von 12 im Jahre 1873 projectirten Schlachtereien führten die Seitens der Nachbarn erhobenen Einwendungen bei 3 zu gutachtlichen Aeusserungen des Gesundheitsraths. Ausserordentliche Nachtheile und locale Rücksichten, welche gegen andere Betriebe dieser Art in's Gewicht fallen, wurden nur bei zwei Projecten an der Lehnstedterstrasse aufgefunden. An dieser Strasse liegen die Souterrains und die Höfe mehrere Fuss tiefer als die Strasse, so dass eine Abführung der Abwässer nach dem Strassenkanal unmöglich ist, dagegen die Abwässerung nach dem hinter den Höfen liegenden offenen Schmutzgraben, der keinen Abfluss hat, in sanitarischer Hinsicht nicht zu empfehlen war. Diese örtlichen Verhältnisse machen die Lehnstedterstrasse ungeeignet für Betriebe, welche gesundheitsschädliche Abwässer zu beseitigen haben. Dieselbe gehört mithin zu den Oertlichkeiten, in welchen nach der Gewerbeordnung derartige Anlagen im Interesse des Gemeinwesens nicht zuzulassen sind. Die Projecte zu Schlachtereianlagen in der Lehnstedterstrasse wurden auch in der Recurs-Instanz verworfen, während das dritte Project an einer anderen Strasse unter Wahrung der gesundheitlichen Interessen Genehmigung fand. Die Schlachtereien sind immer mit grossen Belästigungen und nicht selten mit materiellen Nachtheilen für die nächste Umgebung verbunden und veranlassen oft selbst gesundheitliche Schädigungen der Nachbarn. Diese sanitarische Einwendung trifft nicht blos die Anlagen, welche, wie in der Neuzeit gewöhnlich, in kleinen und oft dürftigen Localitäten betrieben werden, wo allerdings in der Anlage den Anforderungen der Gesundheitspflege nur mangelhaft Rechnung getragen wird, sondern alle, auch die grossen Schlachtereien. Abgesehen von häufigen Missbräuchen der öffentlichen Canäle und der gemeinsamen privaten Wasserläufe, welche bei Schlachtereien so häufig vorkommen, inficiren auch die anscheinend gut gehaltenen Betriebe durch die mit animalischen Resten reich geschwängerten Abwässer den Boden der Grundstücke und die Ausdünstungen in warmer Zeit bedingen nicht bloss Gesundheitsschädlichkeiten und Belästigungen der Anwohner, sondern sie verderben nicht selten naheliegende Brunnen, verhindern auch die angemessene Verwerthung benachbarter Wohnräume und führen selbst Schädigung des nachbarlichen Gewerbes herbei. Bei der jüngsten gesundheitlichen Stadtuntersuchung sind in den verschiedensten Theilen der Stadt über die belästigenden Ausdünstungen der Schlachtereien von den Nachbarn Klagen geführt, selbst wenn die Schlachtereibetriebe reinlich erschienen. Diese viele Mitbürger treffende wirkliche Calamität, welche die Privatschlachtereien im Gefolge haben, wird nicht zu beseitigen sein, so lange ein öffentliches Schlachthaus fehlt. Die Gesundheitspflege muss desshalb auf die Anlage eines Schlachthauses mit Entschiedenheit dringen. Schon seit zwei Jahren hat die Sanitätsbehörde die Anlage eines öffentlichen Schlachthauses in's Auge gefasst und ausführliche Berichte liegen darüber vor. Hoffen wir, dass die Berathungen bald zum Ziele führen! Die Zahl der Schlachtereien nimmt jährlich zu und ist von 1870 an von 121 Betrieben auf 149 gewachsen.

Ein Gewerbe, das aus der Vergangenheit überkommen, bisher ziemlich regellos bestand und zum Theil als Privatgeschäft, zum Theil als ein Zweig der öffentlichen Gesundheitspolizei betrieben wurde, ist das Gewerbe des Abdeckers, welches zu den für die Umgebung nachtheiligen und lästigen gehört und die volle Aufmerksamkeit der öffentlichen Gesundheitspflege in Anspruch nimmt. Das Gewerbe des Abdeckers, welchem seither, als im Laufe der Vergangenheit die Sorge für die öffentliche Gesundheitspflege noch nicht in das allgemeine Bewusstsein gedrungen war, zum Theil auch Gerber und die der neueren Zeit angehörenden Pferdeschlächter Concurrenz machen, indem auch sie an der Verwerthung der Thierreste mehr als früher sich zu betheiligen suchen, wurde bisher auf einem Grundstücke betrieben, das jetzt in der Mitte bebauter Stadttheile liegt. Mit dem Beschluss der Verlegung der Abdeckerei nach dem äussersten Ende der Viehweide, weit ausserhalb des Bereiches bewohnter Stadttheile, ist eine nothwendige Reform angebahnt, die in der nächsten Zeit ihre Vollendung finden wird durch Regulirung des Abdeckerwesens und durch gesetzliche Vorschriften über das Verfahren bei krankem und todtem Vieh, Arbeiten, welche im Berichtsjahre ein wiederholter Gegenstand der Begutachtung und Berathung der Sanitätsbehörde und des Gesundheitsrathes gewesen sind.

6) Schulgesundheitspflege.

Die Anerkennung der Bedeutung der Gesundheitspflege für die Schule gehört der neueren Zeit an, seit Aerzte und Pädagogen auf die Verbesserung der Schuleinrichtungen ihre Aufmerksamkeit gerichtet haben. Doch sind erst die Anfänge mit Sammlung von Erfahrungen gemacht, durch welche wir den Einfluss des Schullebens auf den kindlichen Organismus kennen lernen. Untersuchungen über die vorkommenden Erkrankungen der die Schule besuchenden Kinder müssen zu einer Morbilitätsstatistik der Schulkinder den Grund legen und können Aufschluss geben über die Verbreitung der Krankheiten durch die Schule. Es fehlt noch Manches, doch kommt überall die Nothwendigkeit der gesundheitlichen Fürsorge in der Schule zur Erkenntniss. Seit der Verein für die öffentliche Gesundheitspflege im Jahre 1869 die Schule in den Kreis seiner Untersuchungen gezogen hat, wird auch in Bremen bei gesundheitlichen Fragen über Zustände in der Schule das ärztliche Urtheil öfter verlangt und beachtet. Im Jahre 1873 hatte der Gesundheitsrath Gelegenheit, in mehreren Fällen über sanitäre Einrichtungen in der Schule sich gutachtlich zu äussern. Zunächst wurde derselbe zu einer Berathung (Januar) über die projectirte Einrichtung zur Heizung und Ventilation im neuen Schulgebäude hinzu gezogen. Es war in dem gutachtlichen Programm ein Luftbedarf von 1000 Cubikfuss per Kopf und Stunde verlangt worden und für diese Leistung an Ventilation und Heizung eine Central-Luftheizung (combinirte Wasserluftheizung) mit Aspiration der verbrauchten Luft von den Technikern proponirt, welche die verlangte Leistung demnächst nachzuweisen haben.

Der Gesundheitsrath brachte sodann zur Sprache die Einrichtungen der Beleuchtung der Classenzimmer in Schulen, in welchen Nachmittags bei künstlichem Lichte Unterricht ertheilt wird. Die Medicinal-Commission veranlasste in Folge dessen die

Untersuchung der Beleuchtung in sämmtlichen Schulen, in welchen bei Licht Unterricht ertheilt wird, durch den Gesundheitsrath. Auf Grund der gemachten Beobachtungen empfahl der Gesundheitsrath zur Vermeidung der nachtheiligen Folgen des ungenügenden Lichtes für die Augen der Kinder:

1) zur künstlichen Beleuchtung nur Gaslicht zu verwenden, auf feststehenden Armen, in Argand-Brennern mit Glascylindern und zum Theil durchlässigen Porcellan-Schirmen,
2) eine genügende Zahl von Flammen anzubringen, um eine gleichmässige und ausreichende Lichtmenge zu verbreiten,
3) den Unterricht mit Demonstrationen an der Tafel nur bei vollem Tageslicht zu ertheilen.

7) Gesundheitspflege in Wohlthätigkeitsanstalten.

Bei Gelegenheit des Neubaues des Ilsabeenstiftes beantragte der Gesundheitsrath, in dem neuen Gebäude auf die Errichtung eines Krankenzimmers und eines Badezimmers Bedacht nehmen zu wollen. Gegenüber der Entgegnung, dass das Stift für die Unterhaltung der Kranken nicht sorge, wurde aufmerksam gemacht, dass es sich bei der Verpflegung in dem Krankenzimmer nicht um die Behandlung vorübergehender Krankheitszustände handele, sondern um eine sachverständige Pflege der altersschwachen und siechen Bewohner in körperlichen und geistigen Schwächezuständen, für welche in Ermanglung eines Siechenhauses nur ausnahmsweise in den verschiedenen Krankenanstalten Aufnahme und dauernde Verpflegung zu finden ist.

8) Gesundheitspflege der Strafanstalt.

Am 23. October fand durch die Sanitätsbehörde ein Besuch und eine Besichtigung der neuen Strafanstalt zu Oslebshausen Statt. Es wurden die Localitäten in Augenschein genommen und die Einrichtungen, betreffend die Ventilation, die Abortanlagen und deren Dunstableitungen, sowie die Trinkwasserversorgung in der Anstalt geprüft und besprochen. Da die Anstalt noch nicht ganz fertig gestellt war und sich noch nicht in Betrieb befand, liess sich über die Wirksamkeit und Zweckmässigkeit mancher Einrichtungen auf Grund thatsächlicher Beobachtungen nicht urtheilen. Den sanitarischen Bedenken, welche aufgefallen waren, hat der Gesundheitsrath in einem Gutachten Ausdruck gegeben. Es empfiehlt sich, analog der Ordnung anderer deutscher Anstalten, eine wenigstens jährlich einmalige sanitarische Revision der Strafanstalt vorzunehmen, nicht allein um die Wirksamkeit der sanitarischen Einrichtungen derselben zu verschiedenen Jahreszeiten aus der Erfahrung prüfen zu können, sondern auch um den noch auftauchenden gesundheitlichen Mängeln volle Berücksichtigung schenken und die sanitarische Haltung der Anstalt vollkommen beurtheilen zu können.

9) Begräbnisswesen.

Die Anlegung zweier neuer Kirchhöfe, welche in Schwachhausen und in Walle gegenwärtig in Angriff genommen sind und damit die Beseitigung der bestehenden Kirchhöfe in oder nahe der Stadt, befriedigt ein schon längst empfundenes sanitarisches Desiderium. Die Nothwendigkeit eines Leichenhauses für Leichen, deren sofortige Entfernung aus den Wohnungen bei ansteckenden Krankheiten, oder deren Unterbringung bei Unglücksfällen und plötzlichen Todesfällen geboten ist, gab zur Begutachtung der Frage Seitens des Gesundheitsrathes Veranlassung, ob in vorkommenden Fällen das Leichenhaus der Krankenanstalt zum Zwecke der Aufnahme der Leichen aus der ganzen Stadt zu verwenden sei. Der Gesundheitsrath sprach sich, auch im Interesse der Krankenanstalt, für die Anlage eines besonderen Leichenhauses in der Nähe der Stadt aus.

10) Gesundheitliche Aufsicht auf technische Verwendung von Giften.

Der Verkauf von Giften ist durch die Verordnung des Senats „in Betreff des Verkaufs von Giften und heftig wirkenden Stoffen vom 19. October 1872“ neu geordnet worden. Damit ist eine allgemeine gesundheitspolizeiliche Aufsicht bei allen Giftverkäufern angebahnt, Die gesundheitliche Controle des Medicinalamtes bebethätigte sich bei verschiedenen Gelegenheiten.

Eine aus Versehen von einem Kinde eingenommene Lösung von Anilinfarbe, die Arsenhaltig war, gab Veranlassung zur Prüfung der im Handel vorkommenden rothen Anilinfarben auf Arsen. Diese Untersuchung hat in den verschiedenen Handelswaaren einen Gehalt von 4 bis 20 $^0/_0$ arsenige Säure nachgewiesen. Die Anilinfarben, die auch Arsenfrei, aber zu höheren Preisen zu haben sind, werden vielfach zur Färbung von Zuckerwaaren, Fruchtsäften und Liqueuren benutzt. Dies veranlasste das Medicinalamt, eine darauf bezügliche Bekanntmachung, betreffend eine Warnung vor arsenhaltigen Farben unterm 25. Januar zu erlassen.

Der Verdacht gesundheitsschädlicher Bonbons gab Veranlassung zur Untersuchung der Farben, welche nur als unschädliche Färbemittel constatirt wurden.

Bei dem Verstosse gegen die gesetzlichen Vorschriften des Giftverkaufes handelt es sich vorzugsweise um metallische Gifte, die als Farbestoffe Verwendung finden. Namentlich sind es die arsenikhaltigen Farben, das Scheel'sche oder Bremer Grün. Zunächst gaben die mit dieser Farbe gefärbten Lampenschirme zu einer Untersuchung Anlass. Diese ergab keine thatsächlich erwiesene schädliche Folgen von dem ziemlich allgemein verbreiteten Gebrauche dieser Lampenschirme, deren geringer Arsengehalt durch den Einfluss der Hitze verflüchtigt und nur durch eine Verbrennung mittelst der Kohle des Papiers reducirt werden kann, was selten vorkommt. Dagegen ist der nachtheilige Einfluss von mit arsenikhaltigen Farbstoffen gefärbten Kinderspielwaaren, Kleiderstoffen und Knöpfen constatirt worden. Derselbe hat zum Einschreiten des Medicinalamtes Anlass gegeben, welches das Verbot des Feilhaltens und Verkaufes von Waaren, welche mit arsenikhaltigen Farbstoffen gefärbt sind, als unter die Verordnung, betreffend den Verkauf von Giften, fallend, unterm 24. Mai in einer Bekanntmachung einschärfte.

Der vielfache Verkauf von Giftweizen, d. i. Weizen, welcher mit Strychnin vergiftet und mit Anilin gefärbt ist, gab Anlass zu der medicinalamtlichen Eröffnung, dass der Verkauf und die Aufbewahrung des Giftweizens unter die Vorschriften bezüglich des Giftverkaufes vom 19. October 1872 falle.

11) Curpfuscherei und Geheimmittelwesen.

Wegen unbefugten Verkaufs von Arzneiwaaren und des Vertriebs von Geheimmitteln, der mit marktschreierischen Annoncen in den öffentlichen Blättern sich breit macht, sind mehrfache Untersuchungen vorgekommen. Die Reichs-Verordnung vom 25. März 1872, über den Verkauf von Apothekerwaaren, hat eine sehr verschiedene Auslegung und Anwendung gefunden.

Der Meyer'sche Brustsyrup, eine einfache Auflösung von Zucker und Wasser, der als ein unfehlbares Mittel gegen Husten, Heiserkeit, Verschleimung, Brustschmerz etc. empfohlen wird, hat zu einer gerichtlichen Verhandlung Veranlassung gegeben. Während die Medicinalcommission und ein Sachverständiger in Uebereinstimmung mit einer Auslegung jener Verordnung von Seiten des preussischen Ministeriums, vom 22. April 1873 jenen Syrup für eine Zubereitung für Heilzwecke erklärte, sprach sich der zweite Sachverständige dahin aus, dass das fragliche Mittel nicht als Arzeneisyrup zu betrachten sei und diesem Gutachten folgend erklärte das Gericht die Strafbestimmung in §. 367, Nr. 3 des Strafgesetzbuches rücksichtlich des unerlaubten Verkaufs nicht für anwendbar. Eine entgegengesetzte Entscheidung des Appellationsgerichts in Berlin findet sich in den Industrieblättern für 1874, Nr. 2, mitgetheilt. Eine in demselben Sinne lautende, das Urtheil des Stadtgerichtes und des Bezirksgerichtes zu München reformirende Entscheidung des obersten Gerichtshofes in Bayern, wegen eines sogenannten „unfehlbaren Mittels gegen die Cholera“, wird in dem Bayerischen Intelligenzblatt Nr. 30, 1874, mitgetheilt. Und auch eine Erklärung des Reichskanzleramts, welche dem Senate mitgetheilt ist, bestätigt, dass der §. 1 der letztgedachten Verordnung darauf keine Rücksicht genommen habe, ob für solche Zubereitungen vom freien Verkehr ausgeschlossene, oder andere, selbst indifferente, an und für sich zum medicinischen Gebrauch nicht dienende Substanzen verwendet seien, weil nur auf diesem Wege dem in Deutschland verbreiteten betrügerischen und verderblichen Unwesen der öffentlichen Anpreisung und des Verkaufes angeblicher Heilmittel entgegen gewirkt werden konnte.

Der Verkauf einer angeblich nach dem Recepte eines russischen Arztes selbst bereiteten flüssigen Arzneimischung, welche zum innerlichen Gebrauch gegen Durchfall und Erbrechen als Anticholera-Tropfen angekündigt und verkauft wurde, ist durch den Gesundheitsrath zur Anzeige gebracht und wegen Uebertretung der Reichsverordnung nach §. 367, Nr. 3 des Strafgesetzbuches vom Polizei-Gerichte bestraft worden.

Der Verkauf eines Geheimmittels gegen Krebs gab Anlass zu einer Untersuchung des fraglichen Medicaments, welches bestand aus werth- und wirkungslosen obsoleten Kräutern (Sedum telephium, Aquileja vulgaris, Tencrium scordenia, angeblich auch aus Helleborus), mit ranziger Butter gekocht. Die Verkäuferin, welche für ein Glas 15 Mark nahm, behauptete, eine grosse Anzahl Krebskranker mit Erfolg behandelt zu haben, wurde aber auch wegen Uebertretung des Gesetzes mit Polizeistrafe belegt.

Die wiederholte Behandlung von Ausschlagskranken durch Unbefugte mit Ung. citrinum und einer Arzneimischung mit Bleiessig und der Verkauf dieser Mittel zu Heilzwecken führte zu verschärfter Strafe.

12) Gesundheitliche Maassregeln zur Abwehr von Krankheiten.

Das in der ersten Hälfte des Jahres noch wiederholte Vorkommen von Einschleppung der Pocken insbesondere durch Auswanderer, machte die Fortdauer der Beaufsichtigung der ankommenden Auswanderzüge nothwendig und bei mehreren Gelegenheiten konnte die Beobachtungs-Station noch nicht entbehrt werden.

Die in den deutschen Ostseeprovinzen wieder auftauchende Cholera und deren Ausbruch in Hamburg, München, Berlin und anderen Städten führte zu sanitarischen Maassregeln des Medicinalamtes. Schon Ende Juni wurde die Untersuchung der von der Ostsee und später auch der von der Elbe kommenden und die Weser aufsegelnden Schiffe durch die Lootsen und Führer der Schleppschiffe angeordnet. Bei Vorkommen von Krankheit an

Bord seit der Abfahrt, oder bei der Infection verdächtiger Ladung (als Lumpen etc.) war die Anzeige bei dem nächsten Medicinalamte vorgeschrieben. Gleichzeitig wurde die Desinfection der öffentlichen Aborte und Latrinen auf den Bahnhöfen und in der Stadt wieder eingeschärft, desgleichen in Wirthschaften und öffentlichen Localen unter Strafandrohung vorgeschrieben, sowie in Privathäusern die Entleerung und Desinfection der Latrinen dringend empfohlen. Für die sichere Ausführung der Desinfection wurden besondere Persönlichkeiten instruirt. In öffentlichen Blättern wurden populäre Belehrungen und Rathschläge für die Zeit herrschender Cholera veröffentlicht. Endlich trat die Medicinal-Commission mit dem Gesundheitsrathe, sowie der Sanitätsbehörde zu Berathungen über Vorkehrungsmaassregeln gegen die Cholera zusammen, aus welchen der Beschluss zur Einrichtung eines Lazareths für die Aufnahme von Cholera-Kranken hervorging, der durch die näheren Bestimmungen über die Pflege und die Behandlung der Kranken seine Vervollständigung erhielt. Den Aerzten wurde von diesen Maassregeln Mittheilung gemacht und die Anzeige auch der tödtlich verlaufenden sporadischen Brechdurchfälle empfohlen. In gleichem Sinne wurde zu Anfang October die gesundheitliche Stadtuntersuchung vom Verein für öffentliche Gesundheitspflege eingeleitet.

Eine beachtenswerthe Aufgabe der öffentlichen Gesundheitspflege ist auch die Beschränkung der Syphilis, deren Verhältnisse und Verbreitung der näheren Beurtheilung schwer zugänglich sind. Die zur Beschränkung der Krankheit ergriffenen Maassregeln, die gesundheitspolizeiliche Ueberwachung des Prostitutionswesens und die Sorge für die Behandlung der erkrankten Prostituirten auf dem Krankenhause, welche in jeder dem Medicinalamte zur Kenntniss kommenden Erkrankung bei Prostituirten veranlasst wird, sind nicht ohne Erfolg gewesen. Die Hartnäckigkeit des Uebels und die Häufigkeit der Recidive, von welchen der Jahresbericht der Polizeiärzte ein Zeugniss abgiebt, macht die sorgsamste Behandlung im Krankenhause und Vorsicht bei der Entlassung zur unbedingten Nothwendigkeit.

Das wiederholt beobachtete Vorkommen der Trichinen im Schweinefleisch hat seit 1871 zu einem freiwilligen Verbande fast sämmtlicher Schlachter geführt, welcher sich verpflichtet hat, die geschlachteten Schweine auf Trichinen mikroskopisch untersuchen zu lassen. 12 Fleischbeschauer sind für die sichere Vornahme dieser Untersuchung geprüft und beeidigt.

C. Das Heilpersonal und die Heilanstalten.

I. Das Heilpersonal.

1) Die Aerzte.

Die Zahl der Aerzte hat im Jahre 1873 sich um einen vermindert, zwei sind abgegangen, einer durch Tod, der andere durch Wahl eines anderen Berufes; dagegen ist ein Arzt wieder hinzu gekommen. Am 1. Januar 1873 waren 59 Aerzte in Bremen, am 1. Januar 1874 — 58 Aerzte, ausserdem drei Assistenzärzte in der Krankenanstalt, in Vegesack 3 und in Bremerhaven 5 Aerzte.

Ueber die in der Medicinal-Ordnung den Aerzten vorgeschriebene Anzeigepflicht von Krankheitsfällen, welche eine gemeingefährliche Verbreitung besorgen lassen, wurde anlässlich eines vorgekommenen Erkrankungsfalles vom Gesundheitsrathe gutachtlich berichtet.

Die Zahl der geprüften ärztlichen Gehülfen war im Anfang des Jahres 22 und hat sich um 5 vermehrt; sie betrug am 1. Januar 1874 — 27 ärztliche Gehülfen. Die Zahl der Krankenwärter war 16.

2) Das Apothekerwesen.

Die Zahl der Apotheken des Bremischen Staates wurde durch eine zweite Apotheke zu Bremerhaven vermehrt, deren Revision bei ihrer Eröffnung am 16. December 1873 vorgenommen wurde. Von den bestehenden Apotheken wurde die der Krankenanstalt, die zu Bremerhaven, zu Vegesack und zwei in Bremen revidirt.

Ein Lehrling wurde der vorschriftsmässigen Prüfung unterworfen und als Apothekergehülfe zugelassen.

Die zum Behufe der Controle über ihre Fortschritte angeordneten Lehrlingsprüfungen sind gleichfalls von einer Commission des Gesundheitsraths vorgenommen worden.

3) Das Hebammenwesen.

Die Zahl der Hebammen betrug zu Ende des Jahres 1872 36, im Laufe des Jahres 1873 sind vom Gesundheitsrathe 2 Hebammen geprüft und zur Zulassung empfohlen und da nach der Medicinalordnung die Zahl der Hebammen unbeschränkt ist, zugelassen worden, so dass gegenwärtig in der Stadt Bremen 38 Hebammen concessionirt sind, eine vollkommen ausreichende Zahl.

Pflichtwidrigkeiten kamen in zwei Fällen vor und wurden nach gutachtlicher Aeusserung des Gesundheitsrathes einmal wegen vernachlässigter Verpflegung einer Wöchnerin und vorzeitiger Entlassung des neugeborenen Kindes auf die Reise mit dreimonatlicher Suspension und wegen Zuwiderhandlung gegen die Instruction in einem Geburtsfalle mit einem Verweise bestraft.

II. Die Heilanstalten.

Die Krankenhäuser der Stadt Bremen sind keine vom Staate unterhaltenen Anstalten, wenngleich die Krankenanstalt, zwar ursprünglich eine milde Stiftung, mit finanzieller Beihülfe des Staates erbaut ist, unter staatlicher Leitung und Controle steht und die von der Anstalt besoldeten Aerzte vom Senate ernannt werden. Die übrigen Krankenhäuser sind entweder Stiftungen der Wohlthätigkeit, an welchen die Aerzte ihren Beruf ohne Remuneration, aus Humanität ausüben, oder Privatanstalten. Die Krankenanstalt hat gegenwärtig die Bestimmung einer Heilanstalt und schliesst unheilbare Kranke und Sieche von der Aufnahme grundsätzlich aus. Ihre Wirksamkeit erstreckt sich auf alle Zweige der ärztlichen Krankenbehandlung. In einem neunjährigen Zeitraum (von 1864 bis 1872) war (nach dem Jahrbuche für die amtliche Statistik des Bremischen Staates) die jährliche Zahl der Verpflegungen im Minimum 2335 (1870) und im Maximum 3199 (1868). Während der höchste tägliche Bestand auf 364 (1871) stieg, war der niedrigste 176 (1869) und schwankte der mittlere Bestand zwischen 227,78 (1869) und 307,91 (1867). Die Behandlungsresultate von den Verpflegten waren in diesem Zeitraume in der Abtheilung

	gesund entlassen % von den Verpflegten	gebessert % von den Verpflegten	ungebessert entlassen % von den Verpflegten	gestorben % von den Verpflegten
für innere Krankheiten von . .	57,83 bis 69,46%	6,14 bis 13,46%	1,34 bis 4,02%	10,35 bis 17,15%
„ Geburtshülfe von	72,55 „ 94,74 „	— —	0 „ 4,00 „	0 „ 21,57 „
„ chirurgische Krankheit. v.	69,08 „ 82,44 „	4,01 „ 9,91 „	0,95 „ 3,42 „	3,44 „ 7,63 „
„ Augenkrankheiten von . .	51,04 „ 69,06 „	15,83 „ 35,42 „	1,84 „ 9,37 „	0 „ 1,13 „
„ Geisteskrankheiten von . .	5,08 „ 29,08 „	1,90 „ 10,17 „	2,13 „ 13,93 „	5,88 „ 17,80 „ entwichen 0 „ 0,63 „

Am Schlusse des Jahres 1872 verblieb der Bestand

	Männer,	Weiber,	Summa
von	125	93	218
aufgenommen wurden im Jahre 1873 . .	1293	620	1913
und betrug die Gesammtzahl der Verpflegten	1418	713	2131.

Die Behandlungsresultate gestalten sich folgendermaassen:

Es sind gesund entlassen	1489	1174 M.	573 W.	Summa 1747
„ „ gebessert „	165			
„ „ ungebessert „	93			
„ „ gestorben . . .	169	123 „	46 „	„ 169
„ „ Bestand verblieben	215	121 „	94 „	„ 215.

Die Krankenanstalt ist im Jahre 1873 durch verschiedene bauliche Veränderungen wesentlich verbessert worden. Von dem befriedigenden Zustande der Krankenanstalt, von der Wirksamkeit derselben und ihren Leistungen hat der Gesundheitsrath bei verschiedenen Besuchen und officiellen Revisionen (12. März, 1. Juli) sich zu überzeugen Gelegenheit genommen.

Das Kinderkrankenhaus, eine im Jahre 1846 gegründete und durch einen Verein unterhaltene Wohlthätigkeits-Anstalt nimmt kranke Kinder bis zum 12. Jahre zu einem mässigen Verpflegungsbeitrage auf, in heilbaren, sowie in unheilbaren Krankheiten. Das Kinderkrankenhaus hat im Jahre 1873 folgende Verpflegungsresultate gehabt:

Am Schluss des Jahres 1872 verblieb ein Bestand

	Knaben	Mädchen	Total
von	17	23	40
aufgenommen sind im Jahre 1873 . . .	57	49	106
sind verpflegt: Summa	74	72	146
davon sind gesund, gebessert und ungebessert entlassen	24	32	56
gestorben	22	17	39
als Bestand verblieben	28	23	51.

Die grosse Sterblickheit des Jahres 1873 ist bedingt durch die Aufnahme vieler an schwerer acuter Krankheit leidender Kinder und durch die Verpflegung unheilbarer hoffnungsloser Krankheitszustände, für welche die Hülfe des Hauses nur zum Zweck guter Pflege gesucht und gewährt wurde.

Es sind gestorben:

an Infectionskrankheiten	6
„ Störungen der Entwicklung und Ernährung (Bildungsfehler, Tuberculose etc.)	17
„ Verbrennung	1
„ Knocheneiterung	2
„ Organischem Herzfehler	1
„ Hirnhautentzündung und Hirnhöhlenwassersucht . .	4
„ Croup	4
„ Chron. Bronchitis	3
„ Brustfellentzündung	1
Gesammtzahl der Gestorbenen:	39.

Am 6. August ist das Kinderkrankenhaus vom Gesundheitsrathe einer Revision unterzogen und in einem sehr befriedigenden Zustande befunden worden.

Das evangelische Diaconissenhaus nimmt vorzugsweise erwachsene Personen in heilbaren und unheilbaren Leiden in Verpflegung, mit Ausnahme von Geisteskranken, Gebährenden und an Syphilis Erkrankten. Dasselbe hat im Jahre 1873 folgende Verpflegungsresultate gehabt:

Am 1. Jan. 1873 blieb ein Bestand von	14 M.	13 W.	Total 27
es sind aufgenommen im Jahre 1873	87 „	58 „	„ 145
Summa	101 M.	71 W.	Total 172.
davon sind:			
gesund, gebessert und ungebessert entlassen	71 M.	41 W.	Total 112
gestorben	15 „	34 „	„ 49
als Bestand verblieb am 31. December .	15 „	6 „	„ 21
Summa	101 M.	71 W.	Total 172.

Das Diaconissenhaus, erst zu Ende des Jahres 1868 eröffnet, hat für die Krankenpflege in der westlichen Vorstadt von Jahr zu Jahr an Bedeutung gewonnen. Gern haben die Arbeiter der nahen zahlreichen Fabriken bei Erkrankungen und Verletzungen der Anstalt ihr Vertrauen geschenkt, allein nicht immer konnten die Gesuche um Aufnahme gewährt werden, weil die Räumlichkeiten unzureichend und zumal in dem Männerhause oft für längere Zeit vollständig besetzt waren. Diese Sachlage und die Unsicherheit des Miethverhältnisses bei dem Männerhause gab Anlass, den Bau eines neuen Diaconissenhauses in Aussicht zu nehmen, welches gegenwärtig mit einer, den hygienischen Ansprüchen der Gegenwart entsprechenden Krankenabtheilung für 50 Betten an der neuen Nordstrasse projectirt wird.

Die grosse Sterblichkeit auf der weiblichen Abtheilung findet ihre Erklärung darin, dass dieser Abtheilung des Diaconissenhauses sich vielfach unheilbare Kranke zuwenden, Kranke, welche in schweren Leiden oft nur für die letzten Lebenstage eine sorgsame Pflege suchen. Das Diaconissenhaus macht sich zur Aufgabe, nach Maassgabe seiner schwachen Kräfte, auch den Schwächezuständen des hohen Alters und weiblichen Siechen eine sachverständige Pflege zu bieten; es verfolgt damit ein Ziel, welches bis jetzt keine unserer hiesigen Krankenanstalten zu erstreben sucht, kann aber das sich häufig kundgebende Bedürfniss keineswegs befriedigen. Es wurden behandelt:

an Infectionskrankheiten	30, davon gestorben	an Typhus 2. Rheuma 1.
„ Störungen der Ernährung	24, „ „	„ Altersschwäche 5.
		„ Gicht 1.
		„ Krebs 2. Wassersucht 1.

an Krankheiten der Haut und Muskeln . . .	20.	
„ Krankheiten der Knochen und Gelenke .	20.	
„ organischer Herzkrankheit	8.	davon gestorben 3.
„ Krankheiten des Nervensystems. . . .	18.	„ „ an Hirnentzündung 2. „ Schlagfluss 1.
„ Krankheiten der Athmungsorgane . . .	30.	„ „ „ Lungenentzünd. 4. „ Schwindsucht 14.
„ Krankheiten der Verdauungsorgane . .	13.	„ „ „ Unterleibsentzündung 1. an Leberschrumpfung 1.
„ Krankheiten der Harnorgane	6.	„ „ an Nierenentzünd. 1
„ Kranhk. der Geschlechtsorgane	2.	
„ Krankh. der Vergiftung	1.	

Krankenpflege ausser dem Hause leistete das Diaconissenhaus im Jahre 1873 in 25 Familien mit 589 Tagen.

Das St. Joseph-Stift, eine seit 1871 bestehende Anstalt von „pflegenden Krankenschwestern des Ordens des heiligen Franciscus von Assisi“, hat seit dem Jahre 1872 auch die Verpflegung von Kranken in dem Hause Mittelstrasse Nr. 8 begonnen. Im Jahre 1873 sind in dem St. Joseph-Stift 35 Männer und 70 Frauen (gestorben 1) verpflegt (91 Protestanten, 14 Katholiken). Ein ärztlicher Bericht über die Wirksamkeit der Anstalt liegt noch nicht vor.

Zu Ende des Jahres 1873 ist die Krankenanstalt in ein grösseres Haus, Neustadtsdeich Nr. 42, verlegt und diesen zum Zwecke der Krankenpflege passend eingerichtet, sowie die ärztliche Organisation geordnet. In der Anstalt befinden sich jetzt 12 Schwestern, welche theils in, theils ausserhalb der Anstalt der Krankenpflege sich widmen. Im Jahre 1873 ist bei 34 männlichen und 79 weiblichen Kranken (bei 98 Protestanten und 25 Katholiken (in 2803 Tagen Krankenpflege geleistet werden.

Die Privat-Heil- und Pflege-Anstalt für Nervenleidende und Geisteskranke des Dr. J. L. H. Engelken jun. zu Rockwinkel hat im Jahre 1873 35 Kranke verpflegt, 8 hiesige und 27 Fremde. Die Behandlungsresultate gestalteten sich folgendermaassen:

	Männer	Frauen	Total
Es sind in Behandlung geblieben am 1. Jan. 1873	10	8	18
„ „ aufgenommen im Laufe des Jahres . .	11	6	17
Summa	21	14	35
davon sind geheilt entlassen	3	4	7
„ „ gebessert „	3	—	3
„ „ ungeheilt „	2	—	2
„ „ gestorben	2	1	3
„ „ in Behandlung geblieben am 31. Dec.	11	9	20.

Die neu eingerichtete Augenklinik, eine Privatanstalt für die Behandlung von Augenkrankheiten, ist gegen Schluss des Jahres von Dr. Strube eröffnet worden. Berichte liegen über dieselbe noch nicht vor.

Bremen, den 31. März 1874.

Referent **Lorent.**

Für den Gesundheitsrath:
C. Stachow.

Anhang.

Die Beobachtungen des Grundwasserstandes in Bremen und dessen Beziehung zum Typhus daselbst.

Auf die ätiologische Bedeutung des Grundwassers für das menschliche Wohlbefinden ist seit der letzten Cholera-Epidemie im Jahre 1866 durch Pettenkofer die allgemeine Aufmerksamkeit gelenkt worden. Die in München gemachten Beobachtungen, dass die Volksepidemien Cholera und Typhus zu dem Stande des Grundwassers in näherem Connex stehen, gaben an vielen Orten Veranlassung, diesem ursächlichen Einfluss auf die Verbreitung jener Krankheiten nachzuforschen. Der hiesige Verein für die öffentliche Gesundheitspflege hat im Jahre 1868 zur Untersuchung des Grundwasserstandes die erste Anregung gegeben und die nöthigen Einrichtungen getroffen.

Um über die Grundwasserverhältnisse in den in der Höhenlage verschiedenen Theilen des bewohnten Stadtgebietes sich Auskunft zu verschaffen, erschien eine richtige Vertheilung der Beobachtungs-Stationen in den Stadttheilen die nächste Aufgabe. Die Lage der Stadt zu beiden Seiten des Flusses und des Stadtgrabens gab hierbei maassgebende Fingerzeige. Es sind ursprünglich 8 Stationen errichtet, die nach den jetzt vorliegenden Erfahrungen zweckmässig gewählt erscheinen. In der Neustadt und Altstadt, östlich und westlich, wurden je zwei Stationen angelegt, desgleichen in dem östlichen Theile der Vorstadt zwei Stationen und im nordöstlichen und westlichen Theile der Vorstadt je eine

Station. Die Möglichkeit, eine tägliche Beobachtung durch geeignete Persönlichkeiten durchführen zu können, gab für die Wahl der Lokalitäten in der Regel den Ausschlag. Auf jeder Station ist ein Bohrloch in die Erde getrieben und ein Gasrohr eingeseelt. In diesem flottirt auf dem Grundwasser ein Schwimmer, dessen Schlund über eine Rolle laufend mit einem Zeiger endet, welcher die Höhe des Standes des Grundwassers auf einer Scala anzeigt. Die gewählten Pegel-Stationen befinden sich:

a) in der Neustadt:

1. Pegel, Westerstrasse 57, liegt auf dem Hofe hinter dem Maschinengebäude, vom Stadtgraben 279,2 M., von der Weser 341,4 M. entfernt. Die Terrainhöhe ist 11′ über Null, die Bohrung 5′ unter Null, die Bezeichnung des Pegels ist —4′ bis + $8^1/_2$′.

2. Pegel liegt auf dem Hofe der Volksschule am Neustadtswall, vom Stadtgraben 76,7 M., von der Weser 306,7 M. entfernt. Die Terrainhöhe ist 11′ über Null, die Bohrung 5′ unter Null, die Bezeichnung des Pegels ist —4′ bis + 9′.

b) in der Altstadt:

3. Pegel liegt auf dem Hofe des Reformirten Waisenhauses Hutfilterstrasse 18, vom Stadtgraben 231,5 M., von der Weser 199,6 M. entfernt. Die Terrainhöhe ist $23^1/_4$′ über Null, die Bohrung 4′ unter Null, die Bezeichnung des Pegels von 0 bis + $10^1/_2$′.

4. Pegel auf dem Grundstücke der neuen Hauptschule, ist des Baues wegen temporär eingegangen.

c) in der Vorstadt:

5. Pegel, Panzenberg Nr. 3a, liegt in der westlichen Vorstadt, vom Stadtgraben 457 M. entfernt, von der Weser 858 M. Die Terrainhöhe ist 9′ über Null, die Bohrung 4′ unter Null, die Bezeichnung —4′ bis + 6′.

6. Pegel liegt auf dem allgemeinen Turnplatz auf der Viehweide in der nordöstlichen Vorstadt, vom Stadtgraben 549,8 M., von der Weser 1273,7 M. entfernt. Die Terrainhöhe ist 3′ über Null, die Bohrung $7^1/_2$′ unter Null, die Bezeichnung —4′ bis + 4′.

7. Pegel liegt Körnerstrasse 27a in der östlichen Vorstadt, von der Weser 315,4 M. entfernt. Die Terrainhöhe ist 10′ über Null, die Bohrung 3′ unter Null, die Bezeichnung —3′ bis + 7′.

8. Pegel liegt vor dem Steinthor 40 in der östlichen Vorstadt, von der Weser 453,7 M. entfernt. Die Terrainhöhe ist $10^1/_2$′ über Null, die Bohrung 3′ unter Null, die Bezeichnung —3′ bis + 9′.*)

Seit 1868 sind die Beobachtungen über den Stand des Grundwassers angestellt und auf jeder Station täglich notirt worden. Diese Notirungen nebeneinander zusammengestellt, zeigen Verschiedenheiten in der Grundwasserhöhe, die aus den Zahlen-Reihen nicht gleich ersichtlich sind. Die Höhe des Grundwasserstandes an den verschiedenen Pegeln richtet sich zunächst nach der Höhenlage und der Bodenbeschaffenheit des Terrains und ist fast bei jedem Pegel verschieden. Aber ausserdem zeigen dieselben langsamere oder raschere Veränderungen des Grundwasserstandes, welche von anderen Ursachen abhängen. Um die Grundwasserschwankungen übersichtlich in einem Bilde zu geben, sind graphische Zeichnungen entworfen, in welchen die Höhe der Weser und der Stand der Pegel der verschiedenen Stationen am 1. und 15. jedes Monats nach Fuss und Zoll eingetragen ist. Dadurch ist es möglich, den Gang der verschiedenen Pegel im Vergleiche mit dem Stande der Weser zu verfolgen und mit einem Blicke aufzufassen. Man gewahrt zunächst zwei verschiedene Weisen, bei welchen das Grundwasser steigt und fällt. An 5 Pegeln zeigen sich grosse und rasche Schwankungen des Grundwassers, während an 3 Pegeln der Fluss des Grundwassers ruhig und allmälig ist. An den ersteren Pegeln, welche mitunter rasche Veränderungen in dem Zu- oder Abfluss des Grundwassers wahrnehmen lassen, folgt der Fluss des Grundwassers sehr bald dem Steigen oder Fallen der

---

*) Wegen baulicher Veränderungen ist gegenwärtig auch Pegel Nr. 6 aufgehoben. — Die Sanitätsbehörde hat mit diesem Jahre die Leitung der Untersuchung über den Stand des Grundwassers übernommen und für die Ausführung derselben eine Commission niedergesetzt. Vervollständigung der Pegel-Anlagen ist zunächst in Aussicht genommen und für dieses Jahr sind zwei neue Pegel hergestellt worden. Der eine Pegel ist auf dem Grundstücke des Norddeutschen Lloyd Papenstrasse Nr. 6 aufgestellt. Die Terrainhöhe daselbst ist 25′ über Null, die Bohrung ist 6′ unter Null ausgeführt. Der andere Pegel ist im Garten des Gemeindehauses Stephani-Kirchhof aufgestellt. Die Terrainhöhe ist daselbst $32^1/_4$′ über Null, die Bohrung bis 3′ 9″ unter Null ausgeführt.

Weser. Die 3 letzteren Pegel dagegen zeigen ein selbständiges und gleichmässiges Auf- und Absteigen des Grundwassers. Der Spiegel dieser Pegel ist unabhängig von der Weser und wird durch den Wasserstand derselben nicht direct verändert. In den Bodenschichten dieser Pegel hängt der Wassergehalt vorzugsweise und zunächst von dem Meteorwasser ab, und die Regenmenge wird den Stand des Grundwassers bedingen. Undurchlässige Bodenschichten müssen hier das Grundwasser von dem der Weser zunächst befindlichen Grundwasser scheiden. So erklärt sich die Gleichmässigkeit und die allmälige Veränderung in dem Steigen und Fall des Grundwassers, der in allen 3 Pegeln fast ganz gleichartig ist.

Vergegenwärtigen wir uns die ursächlichen Bedingungen, von welchen der Stand des Grundwassers in unserer Stadt abhängt, so haben die Weser und die gefallene Regenmenge den hauptsächlichsten, den maassgebenden Einfluss. Daneben kann aber auch der Stadtgraben und die Blockländer-Entwässerungsanstalt auf das Grundwasser einzelner Lokalitäten der Stadt oder des Stadtgebietes eine Einwirkung ausüben. Während die Höhe der Weser auf das Steigen und Sinken des Grundwassers in den, dem Ufer des Flusses zunächst gelegenen Stadttheilen einen bedeutenden und fast allein maassgebenden Einfluss äussert, kann der Stadtgraben, der immer auf einem mittleren Stand gehalten wird, in den ihn begrenzenden Stadttheilen in der Regel nur das Sinken des Grundwassers einigermaassen aufhalten. Nur der selten mögliche Zufluss aus der Weser in den Stadtgraben kann in den zunächst gelegenen Lokalitäten ein Steigen des Grundwassers bewirken. Die Blockländer Entwässerungsanstalt kann nur auf das Sinken des Grundwassers in den niedrig gelegenen nördlichen und nordöstlichen Grenzen der Vorstadt einwirken. Diese Einflüsse machen sich an den einzelnen Pegeln geltend. Die beiden Pegel der Neustadt folgen dem Stande der Weser, jedoch nicht im gleichen Grade. Der an der Westerstrasse 57 belegene Pegel ist von diesem Einflusse ganz abhängig und obwohl er von dem Flusse entfernter ist, als der zweite neustädtische Pegel, folgt derselbe in der Regel der Weser in grossen Schwankungen auf und ab, ohne deren Extrem zu erreichen. In den letzten 3 Jahren war der höchste und der niedrigste Stand folgender:

	höchster Stand	niedrigster Stand		
1871	8′ 1″	—2′ 5″	10′ 6″	die Differenz.
1872	6′ 2″	—2′ 5″	8′ 7″	„
1873	6′ 3″	1′ 11″	4′ 4″	„

Der zweite Pegel bei der Volksschule am Neustadtswall wird nicht nur von der Weser, sondern auch von dem Stadtgraben der Neustadt beeinflusst. Das Grundwasser sinkt hier nicht immer so tief wie an dem Pegel in der Westerstrasse, kann durch den Stadtgraben höher gehalten werden, ja in ungewöhnlicher Weise steigen, ohne dass die Weser einwirkt, wenn in den Stadtgraben Wasser eingelassen wird, wie im Herbst 1872 der Fall war.

	höchster Stand	niedrigster Stand		
1871	4′ 7″	2′ 3″	2′ 4″	Differenz.
1872	5′	2′ 6″	2′ 6″	„
1873	3′ 8″	0′ 5″	3′ 3″	„

Auf den Stand des Grundwassers in der Altstadt hat die Düne, welche die Stadt durchzieht, grossen Einfluss. Das Grundwasser auf dem südwestlichen Abhange der Düne folgt der Höhe der Weser. Der nunmehr eingegangene Pegel in dem ehemaligen Garten der Preussischen Post, dem gegenwärtigen Grundstück der Hauptschule, stieg und fiel mit der Weser. Ebenso werden die Pegel vor dem Steinthor 40 und in der Körnerstrasse 27a durch den Stand der Flusshöhe vollständig beherrscht. In den letzten 3 Jahren waren die Schwankungen des Grundwassers dieser Pegel folgende:

Pegel vor dem Steinthor 40:

	höchster Stand	niedrigster Stand		
1871	7′ 3″	1′ 7″	5′ 8″	Differenz
1872	5′ 1″	0′ 9″	4′ 4″	„
1873	5′ 1″	0′ 7½″	4′ 5½″	„

Pegel Körnerstrasse 27a:

	höchster Stand	niedrigster Stand		
1871	5′ 7″	0′ 1¼″	5′ 5¾″	Differenz
1872	2′ 3″	—1′ 2¾″	3′ 5¾″	„
1873	2′ 10¾″	—0′ 8½″	3′ 7¼″	„

Nordöstlich von der Düne, auf welcher die Altstadt liegt, sind die Pegel gelegen, welche von der Weser unabhängig sind, nämlich der Pegel am Reformirten Waisenhause, und die beiden Pegel in der Vorstadt am Panzenberge 3 A. und am Turnplatze an der Weide. Der Pegel am Reformirten Waisenhause liegt etwa auf der Höhe der Düne, $23^1/_4$ Fuss über Null. Obwohl dieser Pegel von allen der nächste der Weser ist, so wirkt der hohe oder tiefe Stand derselben auf das Grundwasser direct nicht ein, sondern nur die gefallene Regenmenge. Der Pegel zeigte in den letzten 3 Jahren nur einen geringen Wechsel zwischen dem höchsten und tiefsten Stand des Grundwassers und der letztere war gegen alle anderen Pegel immer ein höherer.

	höchster Stand	niedrigster Stand		
1871	5′ 3″	3′ 10″	1′ 5″	Differenz
1872	4′ 2″	2′ 7″	1′ 7″	„
1873	3′ $1^1/_2$″	2′ 5″	$8^1/_2$″	„

Ganz ähnlich verhalten sich die Schwankungen des Grundwassers am Panzenberg und am Turnplatze, nur dass in dem tiefer gelegenen Terrain (am Panzenberge 9 Fuss über Null, am Turnplatze 3 Fuss über Null) das Grundwasser im Allgemeinen tiefer steht. Von allen Beobachtungsstationen ist der Stand des Grundwassers am tiefsten an dem Pegel auf Turnplatze.

Pegel am Panzenberge:

	höchster Stand	niedrigster Stand		
1871	1′ 2″	—0′ $7^1/_4$″	1′ $9^1/_4$″	Differenz
1872	0′ 5″	—1′ 4″	1′ 9″	„
1873	0′ $3^1/_2$″	—1′ 4″	1′ $7^1/_2$″	„

Pegel am Turnplatze:

	höchster Stand	niedrigster Stand		
1871	—1′ 7″	—3′ $1^1/_2$″	1′ $6^1/_2$″	Differenz
1872	—1′ $7^1/_2$″	—3′ $7^1/_4$″	1′ $11^3/_4$″	„
1873	—1′ 7″	—3′ 1″	1′ 6″	„

Auch bei diesen beiden Pegeln scheint der Stand des Grundwassers nur vom Meteorwasser abhängig zu sein, wird aber wahrscheinlich auch beeinflusst im Herabgehen in der Frühjahrs- und Sommerzeit von der Blockländer Entwässerungsanstalt und zur Winterszeit, wenn letztere nicht arbeitet, im Steigen des Grundwassers durch einen höheren Wasserstand der Wumme. Ungeachtet der vielen Verschiedenheiten sind sämmtliche Pegel doch darin im Einklang, dass der tiefste Stand des Grundwassers dem niedrigsten Stande der Weser entspricht, wenn derselbe von einiger Dauer ist. Die grössten Differenzen zwischen dem höchsten und niedrigsten Stande des Grundwassers finden sich da, wo dieses von den Schwankungen der Flusshöhe am meisten beeinflusst wird.

Indem die atmosphärischen Niederschläge zu dem Grundwasser in nächster Beziehung stehen, kann das Meteorwasser entweder direct oder indirect auf den Boden wirken, wenn die atmosphärischen Niederschläge die Wassermenge der Flüsse erhöhen. In letzterer Beziehung äussert nicht blos die Regenmenge des Ortes eine Wirkung auf den Fluss, sondern auch die des ganzen oberen Flussgebietes und zwar bald allmälig, bald plötzlich zur Zeit rascher Schneeschmelze und bei ausserordentlichem Gewitterregen. In dieser Weise werden an den Flussufern die Strömungen des Grundwassers durch grössere Wasserhöhe des Flusses beeinflusst. Wie weit die unterirdische Fluth sich erstrecken kann, bis sie durch den hemmenden Gegendruck des im Abfluss begriffenen Grundwassers aufgehalten wird, hängt von der Terrainhöhe und den localen Verhältnissen der Bodenschichten ab. In weiterer Entfernung von den Flüssen sind nur die atmosphärischen Niederschläge die Quellen, welche das Grundwasser speisen, und ein erhöhter oder tieferer Stand des Grundwassers entspricht dem über das Mittel steigenden oder verminderten atmosphärischen Niederschlägen. Dieser Connex, in welchem Grundwasser und Regenmenge stehen, macht sich in allen Verhältnissen geltend, in welchen ein Einfluss des Grundwassers für maassgebend erkannt ist. Dieser Einfluss trifft zunächst die vom Grundwasser gespeisten Brunnen, äussert sich in den gesundheitlichen Zuständen der Menschen und wirkt gewiss auch bei extremen Zuständen auf die Entwicklung der Vegetation. Der Einfluss der Flüsse auf die nahliegenden Brunnen zeigt sich in dem grösseren oder geringeren Gehalt des Brunnenwassers an festen Bestandtheilen. Dass bei einem hohen Wasserstande des Flusses die festen Bestandtheile des Wassers nahliegender Brunnen mit denen des Flusswassers übereinstimmend gleich sind, bei einem niedrigen Wasserstande des Flusses die festen Bestandtheile des

Brunnenwassers weit über den Gehalt des Flusswassers steigen, hat der Chemiker C. von Weise durch Untersuchung des Rheinwassers und nahliegender Brunnen in Bonn bei verschiedenem Wasserstande des Rheins bestimmt nachgewiesen. Nicht bloss die mineralischen Bestandtheile hatten bei niedrigem Stande des Rheines zugenommen, sondern auch die organischen Substanzen. In ähnlicher Weise wird die Weser auf nahliegende Brunnen wirken. Wir wissen bis jetzt durch unsere Untersuchungen der Brunnen nur, dass das Wasser derselben bei niedrigem Stande der Weser schlechter und an organischen Substanzen gehaltreicher wird, und sich besserte, nachdem atmosphärische Niederschläge den Boden durchtränkt hatten und die Weser gestiegen war. Dass das Brunnenwasser bei sinkendem Grundwasser an ausgelaugten Stoffen reicher wird und dass das Grundwasser die löslichen Bestandtheile der Bodenschichten oft aus weiter Entfernung den Brunnenschachten zuführt, haben die Untersuchungen von Göppelsröder in Basel ergeben, der eine Infection der Brunnen durch die Arsenik enthaltenden Abfallwässer der Anilinfabriken nachgewiesen hat. Directe und indirecte Verunreinigungen des Brunnenwassers durch Gewerbebetriebe, als Schlachtereien, durch undichte Canalleitungen, durch welche organische Zersetzungsproducte den Brunnenadern zugeführt waren, sind auch hier in einzelnen Fällen constatirt worden.

Den Einfluss des Grundwassers auf den gesundheitlichen Zustand der Menschen haben die Forschungen der Neuzeit gelehrt. Pettenkofers Beobachtungen haben zu der Annahme geführt, dass das im Boden befindliche Wasser, je nachdem es in reichlicher oder in geringerer Menge in dem Boden enthalten war, gewisse Processe im Erdboden fördert oder beschränkt, und dass diese Processe zu bestimmten Erkrankungen in einer ersichtlichen Verbindung stehen. Man hat wahrgenommen, dass vermehrte atmosphärische Niederschläge auf das Befinden der Menschen eine vortheilhafte Wirkung ausüben. Wir schreiben diess gewöhnlich der directen Einwirkung der Witterung auf den Organismus zu, allein diese Einwirkung geht wahrscheinlich nur von dem mit Feuchtigkeit durchtränkten Boden aus, in welchem bei sinkendem Grundwasser die Feuchtigkeit abnimmt und der Luftzutritt specifische Processe zu Wege bringt, welche als Krankheitserreger in die

Erscheinung treten. Die Untersuchungen von Buhl, Seydel und Pettenkofer haben für München festgestellt, dass die Oscillationen des Grundwassers einen bestimmten Zusammenhang mit der In- und Extensität des Typhus haben. Sie haben nachgewiesen, dass die Sterblichkeit am Typhus mit dem Fallen des Grundwassers steigt und dass eine Regenmenge, welche die gewöhnliche, der Jahreszeit zukommende überschreitet, auf die Erkrankungen am Typhus günstig wirkt, sowie dass dieser Einfluss noch fortwirkt in den Erkrankungen der nachfolgenden Monate. Es lag der Wunsch nahe, ob das, was in München Gesetz zu sein scheint, in Bezug auf die Erzeugung und Ausbreitung von Typhus auch in anderen Orten sich bestätigt findet, ob unsere Grundwasserbeobachtungen gleiche Schlussfolgerungen zulassen über die Frequenz und Mortalität am Typhus.

Die drei letzten Jahre, 1871, 1872 und 1873 haben nach den uns mitgetheilten Beobachtungen der Regenmenge der Blockländer-Entwässerungsanstalt (9600 Meter von Bremen entfernt) sehr geringe Mengen von atmosphärischen Niederschlägen gehabt. Nach der Zusammenstellung des „Jahrbuchs für die amtliche Statistik des Bremischen Staats" über die Menge der Niederschläge in Bremen von 1830—70, also in 41 Jahren, beträgt das durchschnittliche Mittel des Jahres 313,1 Linien. Seit 1869 ist dieses Mittel nicht mehr erreicht. Die durchschnittliche Regenmenge des Jahres war

1870	253 Lin.,	der durchschnittl.	Wasserstand	der	Weser	1,00	Meter
1871	202,9 „	„ „	„	„	„	1,41	„
1872	203,3 „	„ „	„	„	„	0,46	„
1873	155,6 „	„ „	„	„	„	0,47	„

In dem vorgenannten Zeitraum von 1830—70 war der durchschnittliche Wasserstand der Weser 1,17 Meter und es sind nur 2 Jahre vorgekommen, in welchen der durchschnittliche Wasserstand der Weser niedriger war, als im Jahre 1872 und 73, und ebenfalls sind nur 2 Jahre vorgekommen, in welchen die Regenmenge des Jahres geringer war, als 1871 und 72 und nur in einem dieser Jahre kam die Regenmenge der von 1873 gleich. Noch auffallender wird die Vergleichung, wenn man die Regenmengen der 6 Monate, October bis März, vergleicht. Die durchschnittliche Regenmenge dieser 6 Monate ist 145,6 Linien, dagegen betrugen die atmosphärischen Niederschläge in den genannten 6 Monaten

1870/71	87,4 Linien
1871/72	53,6 „
1872/73	87,2 „

In den 41 Jahren war die geringste Regenmenge in den genannten 6 Monaten 1857/58, sie betrug 52 Linien; mithin sind die atmosphärischen Niederschläge in den 6 Monaten 1871/72 beinahe ebenso niedrig beobachtet worden.

Die Weser hat in der Regel im Winter und Frühjahr den höchsten Stand und im Spätsommer den tiefsten Stand. Das durchschnittliche Maximum von 58 Jahren war

im Winter . .	3,20 Meter
„ Frühjahr .	2,68 „
„ Sommer .	2,29 „
„ Herbst . .	2,09 „

und war:

	1871	1872	1873
Winter . .	2,41 Meter,	0,86 Meter,	1,46 Meter.
Frühjahr . .	1,65 „	0,76 „	0,78 „
Sommer . .	1,45 „	0,13 „	— 0,11 „
Herbst . .	0,14 „	0,08 „	— 0,24 „

Die durchschnittliche Regenmenge der Monate April bis September ist 167,1 Linien und war

1871	157,1 Linien
1872	103,8 „
1873	105,4 „

In allen diesen Jahren wurde also das Mittel nicht erreicht und waren die atmosphärischen Niederschläge in diesem Zeitraum auch in dem Jahre 1872 am niedrigsten. In dem Zeitraum von 41 Jahren ist nur in 4 Jahren das Mittel der Regenmenge in den Monaten April bis September niedriger gewesen, aber die übrigen Monate glichen, mit einmaliger Ausnahme, das Minimum der Regenmenge aus. Eine gleich trockne Witterung herrschte im ganzen nordwestlichen Deutschland und so darf es nicht wundern, wenn 1872 der Fluss seicht blieb und das Grundwasser niedrig war, da von October 1871 bis Ende Januar 1872 die atmosphärischen Niederschläge sehr gering waren und im Jahre 1872 die monatliche Regenmenge nur im December das durchschnittliche Mittel aus 41 Jahren erreichte. Diesem niedrigen Grundwasserstande entsprach eine für Bremen ungewöhnliche Frequenz der Erkrankungen und der Mortalität am Typhus. Auf der graphischen Darstellung der Grundwasserbeobachtungen ist das monatliche Vorkommen der Typhusfrequenz, nach Procenten berechnet, eingezeichnet. Es erhellt aus dieser Darstellung, dass die Steigerung der Typhus-Frequenz mit dem niedrigen Grundwasserstande und mit geringer Regenmenge unter dem monatlichen Mittel zusammentrifft. Es bestätigt sich also hier das für München geltende Gesetz. Die graphische Zeichnung zeigt genau, wie die Morbilität und die Mortalität des Typhus, nach Procenten der Erkrankungen berechnet, mit dem Sinken des Grundwassers steigt.

Die Frage, ob in den einzelnen Stadtgebieten, in Folge der dort herrschenden Grundwasserverhältnisse, die Erkrankungen am Typhus in grösserer Ausdehnung sich gezeigt haben, lässt sich für jetzt nur annähernd beantworten. Wir können nur die im Jahre 1873 vorgekommenen Erkrankungen zu Grunde legen und diese auf die bestimmt festgestellte Bevölkerungszahl aus dem Jahre der Zählung 1871 beziehen, obgleich man sich sagen muss, dass die Bevölkerung der einzelnen Bezirke in verschiedener Weise zugenommen haben mag. Aber geht man von dieser Basis aus, so findet sich, dass in der Altstadt, wo das Grundwasser nur zum kleineren Theile von den Schwankungen der Weser direct beeinflusst wird, die Erkrankungen am Typhus 1,39 ‰ der Bevölkerung betrug. In der Neustadt, die in den Grundwasserverhältnissen ganz und gar dem Stande der Weser folgt, betrugen die Erkrankungen 2,60 ‰ der Bevölkerung; in gleichen Verhältnissen verhält sich die östliche Vorstadt, in welcher von der Bevölkerungszahl 2,36 ‰ erkrankten, sowie die westliche Vorstadt mit 2,15 ‰ Erkrankungen. Dagegen hatte die nordöstliche mittlere Vorstadt, wo das Grundwasser von der Weser unabhängig, ruhig, ohne rasche Schwankungen im Laufe des Jahres steigt und fällt, nur 1,78 ‰ Erkrankungen an Typhus auf die Zahl der Bevölkerung. Oder, wenn man sämmtliche Districte der Stadt, in welchen die Pegelstände (Nr. 1. 2. 7. 8) der Höhe der Weser vorzugsweise folgen, zusammenstellt, so war hier die Morbilität des Typhus bei der Bevölkerung 2,26 ‰, die Mortalität 0,38 ‰; in den anderen Districten, in welchen das Grundwasser einen ruhigen und selbständigen Verlauf hat, zeigte sich die Morbilität 1,48 ‰ und die Mortalität 0,09 ‰ auf die Zahl der Bevölkerung. Es ergiebt sich aus dieser Berechnung die Bedeutung der Schwankungen des Grundwassers in den einzelnen Stadttheilen für die Morbilität und Mortalität des Typhus. Bei fortgesetzten Beobachtungen wird die Zukunft lehren in den städtischen Bezirken noch genauere Unterschiede zu machen und welche örtliche oder auch andere, z. B. die socialen Verhältnisse, bei der Entstehung des Typhus mit zu berücksichtigen sind. Aber die schon jetzt wahrgenommenen Differenzen sind zu gross, um nicht Beachtung zu finden.

Ueber die Aetiologie des Typhus gehen die Ansichten der sachverständigen Forscher auseinander. Darin sind aber Alle ziemlich einig, dass die Entstehung des Typhus einem Keime, einem specifischen Gifte zuzuschreiben ist. Das Typhusgift wird von Biermer und Anderen den animalischen Krankheitsgiften zugezählt, dessen Entstehung in den Dejectionen der Kranken zu suchen ist und dessen Reproduction durch den kranken Darm geschieht. Auch ausserhalb des menschlichen Körpers kann der Keim in Jauchestätten sich vervielfältigen. Ebenso sind organische Zersetzungsprocesse im Boden, in Latrinen besondere Keimstätten.

Dagegen differiren die Meinungen darüber, ob das Grundwasser zum Typhus in näherer Beziehung stehe oder ob eine Infection des Trinkwassers mit Typhusgift den Keim zu der Krankheit abgeben kann. Pettenkofer und Buhl suchen bekanntlich in den Schwankungen des Grundwassers die Erklärung für den Ausbruch einer Typhus-Epidemie, sie halten aber inficirtes Trinkwasser dabei für unbetheiligt. Liebermeister und Biermer, durch eclatante Beobachtungen geleitet, führen die Entstehung mancher Epidemien auf inficirtes Trinkwasser zurück, halten aber die Grundwasser-Theorie nicht für allgemein gültig.

Gewiss haben beide Auffassungen ihre Berechtigung, bei welcher die örtlichen Verhältnisse den Ausschlag geben werden.

Die Veränderungen im Stande des Grundwassers können nur die Bedeutung haben, dass eine Senkung des Grundwassers die Stätten von Wasser frei macht, in welcher organische Fäulnissprocesse vor sich gehen, durch den Luftzutritt zu lebhaften Umsetzungen angeregt werden und zu stoffigen oder gasigen Emanationen in die Atmosphäre Anlass geben. Das steigende Grundwasser schliesst diese Stätten ab und macht die im Boden befindlichen Fäulnissstoffe unschädlich. Das fallende Grundwasser kann ebenso eine Infection des Brunnens bewirken, wenn durch Auslaugung einer an Fäulnissprocessen reichen Umgebung dessen Quellenadern inficirt werden. Diese Infection kann aber ebenso gut durch directe Aufnahme von Kloakenstoffenals durch Grundwasser, welches Kloakenschichten oder bei niederem Grundwasserstande einen an organischen Stoffen reichen Boden (Liebermeister) durchsickert, veranlasst werden. Es ist darnach kaum zu bezweifeln, dass beide Ursachen, die directe Brunneninfection, wie auch die Grundwasserbewegung, sei es durch Einfluss auf die Brunnen oder direct durch die Bodenluft zur Typhus-Genese in Beziehung stehen können. Für Zürich, welches bestimmte Typhus-Quartiere mit geschlossenen Jauchegruben hat, bestreitet Biermer den Einfluss des Grundwassers, lässt aber eine endemische Entstehung zu, wobei die Erklärung der näheren Ursache fehlt. Dagegen in Städten, in welchen der Untergrund durch einen grösseren Fluss beherrscht wird und wo der Stand des Grundwassers von diesem und von der Regenmenge durchgehends abhängt, kann die Typhus-Frequenz wohl zur Grundwasser-Bewegung in Beziehung stehen. Diese Verhältnisse finden sich in München, Basel und auch in Bremen. Nähere Forschungen werden überall in älteren Städten die Brunnenverschlechterung mit dem tieferen Stande des Grundwassers, so wenigstens für Bremen, verbunden zeigen und da mag die Entstehung des Typhus bald auf inficirtes Trinkwasser, bald auf die Emanationen der Bodenluft zurückzuführen sein. Leider lässt sich aber nur ausnahmsweise für die Erkrankung die eine oder die andere Ursache bestimmt constatiren. Die Folgezeit wird uns in Bremen lehren, ob das Trinkwasser der Wasserleitung bei niedrigem Grundwasserstande, wo unsere Brunnen schlecht werden, einen günstigen Einfluss auf das Vorkommen des Typhus haben wird.

Druck von Metzger & Wittig in Leipzig.

Weser- u. Grundwasserstand, Regenmenge u. Typhusfrequenz im Jahre 1872.

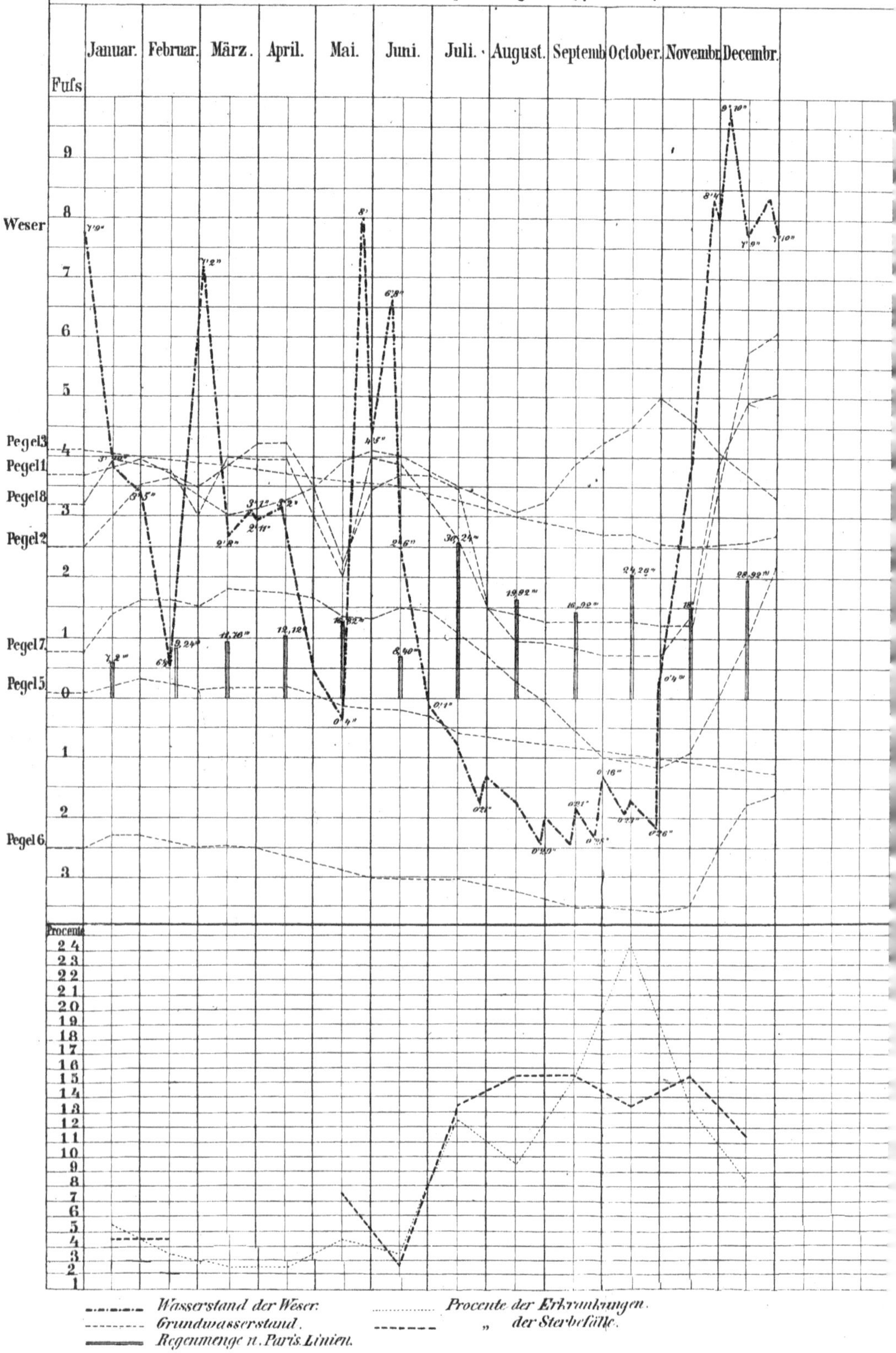

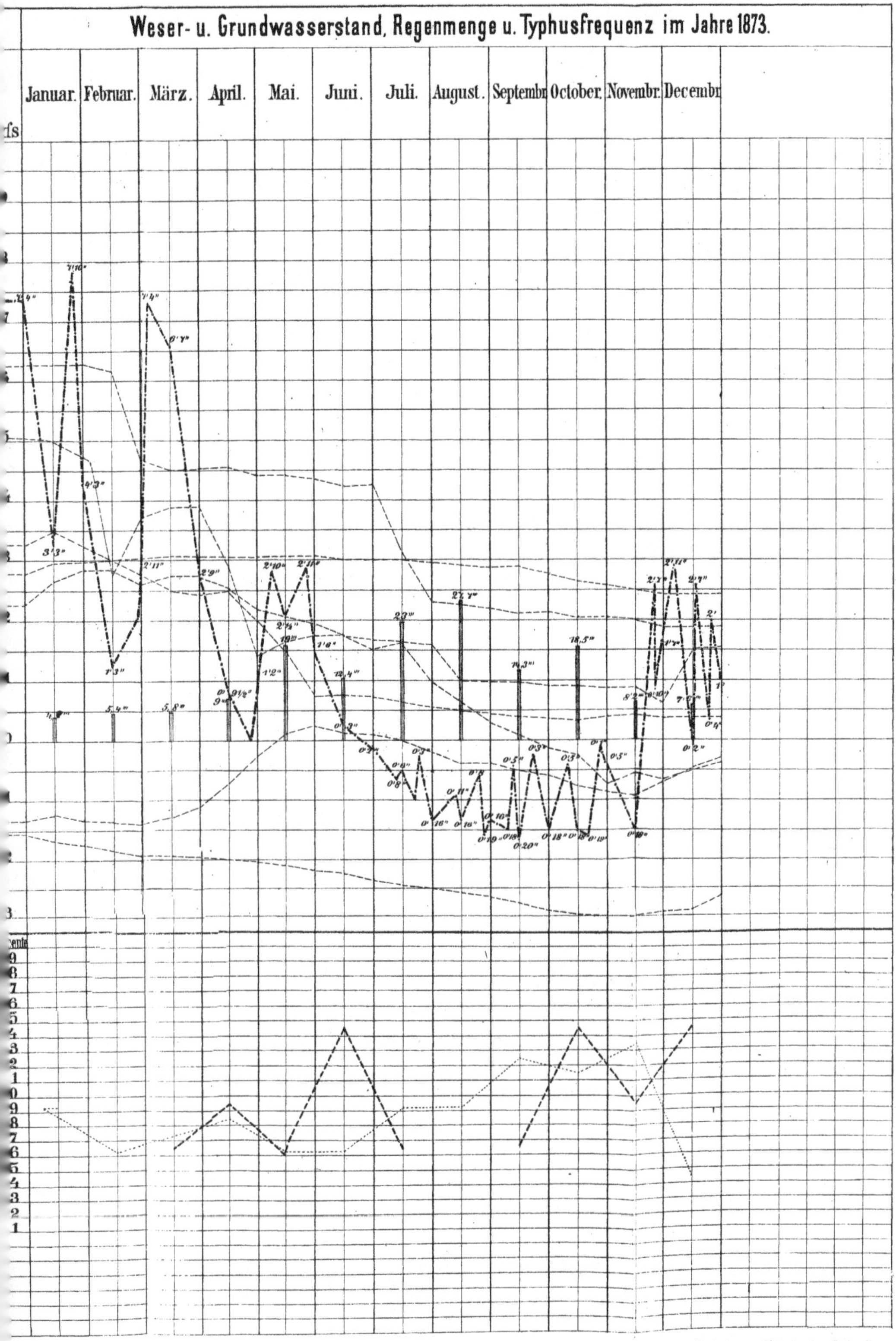

Lith. Anst. v. F. Leipnitz, Leipzig

Pegel
zur Messung des Grundwasserstandes

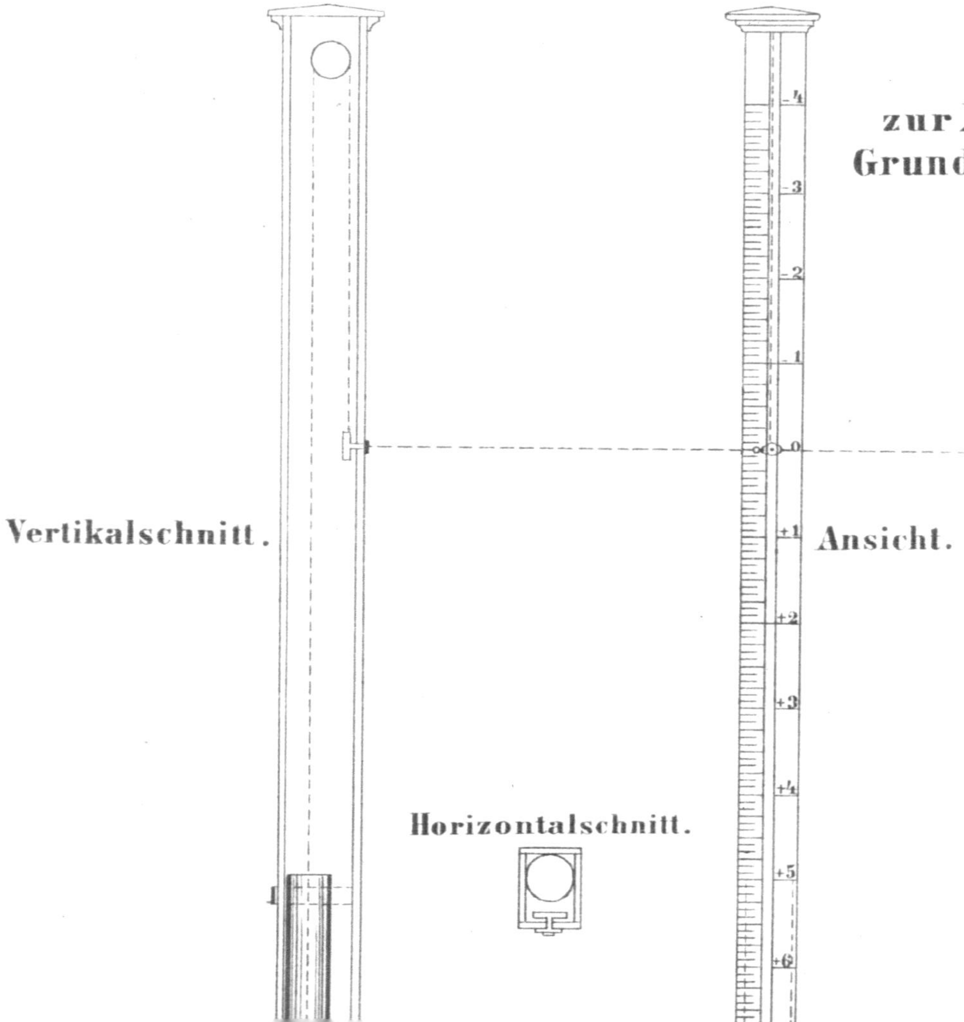

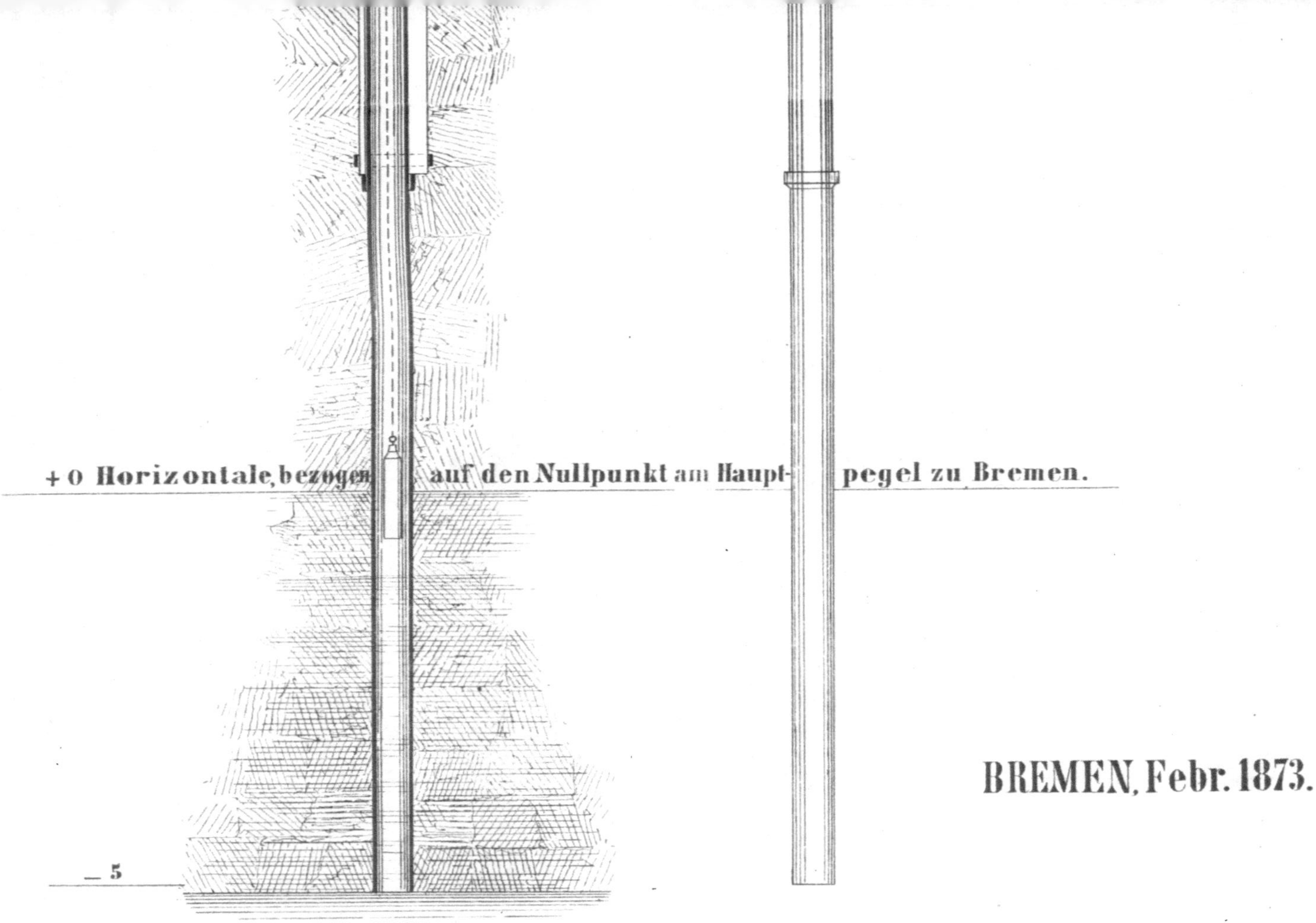
+ 0 Horizontale, bezogen auf den Nullpunkt am Haupt-pegel zu Bremen.
— 5
BREMEN, Febr. 1873.

Medicinische Werke

aus dem Verlage

von

VEIT & COMP.

IN LEIPZIG.

klimatologie. Von Dr. Schimpff. — Ueber den Missbrauch subcutaner Morphiuminjectionen. Von Dr. A. Fiedler. — Die Prognose bei der Pneumonie. Von Dr. Schütz. — Zur Aetiologie und Therapie der Cataract. Von Dr. J. Hirschberg. — Spitzenkatarrh und Hämoptoe in ihren Beziehungen zur Schwindsucht. Von Dr. Goltz. — Zur Transfusionsfrage. Von Dr. L. Mayer. —

Archiv für Anatomie, Physiologie und wissenschaftliche Medicin. Herausgegeben von Dr. C. B. Reichert und Dr. E. Du Bois-Reymond, Professoren in Berlin. Fortsetzung von Joh. Müller's Archiv. Jahrgang 1874. 50 Bogen mit ca. 18 Tafeln. Preis 8 Thlr.

Erscheint seit 1834 und sind die noch vorhandenen Bände (1834—1865 à 6 Thlr., 1866—1872 incl. à 7 Thlr., 1873 à 7 Thlr. 20 Sgr.) soweit der Vorrath reicht zu ermässigten Preisen durch jede Buchhandlung zu beziehen.

Ein ausführliches Inhaltsverzeichniss der erschienenen Bände ist unter der Presse und steht s. Z. auf Verlangen gratis zu Diensten.

Topographisch anatomischer Atlas. Nach Durchschnitten an gefrornen Cadavern herausgegeben von Dr. med. Wilh. Braune, ordentl. Prof. an der Universität Leipzig. Vollständig in 33 nach der Natur gezeichneten vorzüglich colorirten Tafeln Imperial-Folio. Mit 50 Holzschnitten im Texte. Zweite Auflage. Gebunden in 1/2 Leinwand 40 Thlr.

Bekanntlich ist die Methode, Durchschnitte an gefrornen Cadavern zu machen, zuerst von Eduard Weber (1836) angegeben und im grösseren Maasstabe zur Herstellung eines förmlichen Atlas der „gefrornen“ Anatomie, auch mit Rücksicht auf pathologische Verhältnisse, zum ersten Male von N. Pirogoff geübt worden. Ref. hat über die Leistung des berühmten russischen Chirurgen in dem Canstatt'schen Jahresbericht für 1853 Bd. II. S. 25—27 eingehend berichtet und zugleich Bemerkungen daran geknüpft, auf die er gegenwärtig verweisen kann. Seitdem haben sich mehrere Anatomen dieser Methode bedient, jedoch ist das jetzt in der Ausführung begriffene Werk von Braune das erste, welches die Aufgabe verfolgt, den ganzen menschlichen Körper auf diese Weise topographisch zu erläutern. Wir begrüssen das Unternehmen mit doppelter Freude, nicht bloss weil es in den Händen eines tüchtigen, wissenschaftlich erprobten Chirurgen sich befindet, sondern auch weil es den grossen Fortschritt darthut, den die deutsche Literatur seit 15 Jahren gemacht hat. Damals wäre es kaum möglich gewesen, ein so umfangreiches typographisches Werk in Deutschland zu publiciren; weder Verleger, noch Publikum waren geneigt, die entsprechenden Aufwendungen zu machen. Was bis jetzt von dem Werke vorliegt, ist in jeder Beziehung lehrreich und befriedigend. Die Wahl der Farben ist für die Unterscheidung der verschiedenen Gewebe und Organe eine höchst glückliche, und es lässt sich schon ohne den Text an den meisten Tafeln sehr genau erkennen, was man an jedem Punkte vor sich hat. Da der Verf. mit Recht seine Aufgabe allgemein gefasst und sich nicht auf das bloss chirurgisch Wichtige beschränkt hat, da er ferner Alles in natürlicher Grösse und genauer Abzeichnung wiedergiebt, so übersieht man mit einem Blicke das gegenseitige Lagerungsverhältniss der verschiedenen Theile mit überraschender Deutlichkeit. Der Text erläutert die Tafeln in prägnanter und klarer Weise, häufig unter Zuhülfenahme von Holzschnitten, wozu vorwiegend pathologische Objecte aus dem Atlas von Pirogoff gewählt sind. Wir wünschen dem Unternehmen daher ein grosses Publikum und wir können es um so mehr empfehlen, als wir überzeugt sind, dass Niemand das Werk ohne Belehrung aus der Hand legen wird. **Virchow,** Archiv f. pathol. Anat.

Topographisch-anatomischer Atlas. Nach Durchschnitten an gefrornen Cadavern. Herausgegeben von Dr. med. Wilhelm Braune, Professor an der Universität Leipzig. Vier und dreissig Tafeln in photographischem Lichtdruck. Lexicon-Octav. Circa 40 Bogen Text mit 50 Holzschnitten im Texte. Preis broschirt circa 10 Thaler.

Dieses Werk ist eine kleine Ausgabe des rühmlichst bekannten grossen Braune'schen Atlas mit Hinzufügung des Supplementes „die Lage des Uterus und Foetus am Ende der Schwangerschaft" unter Neubearbeitung und Vermehrung des Textes.

In genauer photographischer Verkleinerung enthält diese Ausgabe vierunddreissig Tafeln in photographischem Lichtdruck in durchgängig vorzüglicher Ausführung und in handlichem Formate.

Alle auf gleicher Höhe der Wissenschaft stehenden Atlanten der Anatomie sind einem grossen Theile des ärztlichen Publikums des hohen Preises wegen nicht zugänglich und ist diese kleine Ausgabe bestimmt, dieses, dem praktischen Arzte sowohl wie dem Studirenden der Medicin fühlbare Bedürfniss zu decken.

Die Lage des Uterus und Foetus am Ende der Schwangerschaft. Nach Durchschnitten an gefrornen Cadavern illustrirt von Dr. med. Wilh. Braune, Prof. an der Universität Leipzig. Nach der Natur gezeichnet und lithographirt von C. Schmiedel. Colorirt von F. A. Hauptvogel. Mit einem Holzschnitte im Text. Supplement zu des Verfassers „Topogr.-anat. Atlas". Zehn Tafeln Imp.-Folio mit 2 Bogen Text. In solider Mappe. Preis 15 Thlr.

Ein Schreiben des bekannten Anatomen Herrn Prof. Dr. Rüdinger in München an die Verlagshandlung lautet: Besten Dank für die gefällige

Zusendung von Herrn Prof. Braune's Prachtarbeit über Foetus und Uterus. Leipzig darf stolz auf diese Arbeit sein!....

Zu einem richtigen Verständnisse der physiologischen Vorgänge in der Schwangerschaft und der Geburt hilft am meisten eine richtige Vorstellung der topographisch-anatomischen Verhältnisse. Es liegt in der Natur der Sache, dass den Studirenden zur Orientirung fast ausnahmslos nur Bilderwerke geboten werden können, da Leichen Schwangerer und besonders Leichen Gebärender nur höchst selten zur Section kommen, indem es ja Regel ist, keine Frau unentbunden sterben zu lassen, und sollte dies doch der Fall gewesen sein, die Gestorbene noch zu entbinden. Auch würden die Sectionen besagter Frauen, da durch Oeffnung der Bauchhöhle ganz wesentliche Veränderungen in den topographischen Anordnungen stattfinden, immer noch kein vollständiges Bild liefern.

Durch Braune's Methode, die Leichen gefrieren zu lassen und dieselben dann zu durchsägen, werden Bilder gewonnen, die der Wahrheit am Nächsten kommen. Im vorliegenden Atlas finden wir die Durchschnitte zweier Frauen, von denen die eine gegen Ende der Schwangerschaft, die andere, als sie bereits in der zweiten Geburtsperiode sich befand, sich das Leben genommen hat.

Die Durchschnitte sind von ausserordentlichem Werthe für die Geburtshülfe. Die Resultate der mannigfachsten Untersuchungen werden durch sie bestätigt oder verworfen. In einer Reihe der neuesten Arbeiten finden wir, und mit Recht, auf diese Tafeln hingewiesen. Für den Unterricht der Studirenden sowohl als der Hebammen sind die Tafeln geradezu unentbehrlich.

Der männliche und weibliche Körper im Sagittalschnitt. Dargestellt durch Dr. Wilh. Braune, Prof. an der Universität Leipzig. Mit 10 Holzschn. im Texte. Separatabdruck aus des Verf. „Topogr.-anatom. Atlas“. Preis 3 Thlr. 10 Sgr.

Die Oberschenkelvene des Menschen in anatomischer und klinischer Beziehung. Von Dr. med. Wilh. Braune, ordentl. Professor an der Universität Leipzig. Mit 6 Tafeln in Farbendruck. Imperial-Quart. $4^1/_2$ Bogen. Cart. Preis 3 Thlr. 10 Sgr.

Zugleich:

Das Venensystem des menschlichen Körpers. Erste Lieferung.

Als Verf. vor mehreren Jahren beim Demonstriren auf dem Präparirsaale die Beobachtung machte, dass gewisse Bewegungen der Extremitäten starke Blutungen aus den ausgeschnittenen Venen der Inguinal- und Schlüsselbeingegend veranlassten, kam er auf den Gedanken, ob nicht die Fascien in Verbindung mit den Muskeln und Knochen Saugapparate bilden könnten, welche die Venencirculation in gleicher Weise beeinflussten, wie man dies bisher nur von dem Drucke der bei der Contraction anschwellenden Muskeln angenommen hatte. Durch eingehende diesbezügliche Untersuchungen constatirte auch Verf. Druck- und Saugapparate an den verschiedensten Stellen des menschlichen Körpers und in Uebereinstimmung damit eine so characteristische Anordnung der Venenstämme, dass es ihm später gelang, schon aus der Beschaffenheit und Lage der Venen mit ihren Klappen das Vorhandensein eines solchen Circulationsmechanismus zu erkennen.

In der Vorlage erörtert nun Verf. zunächst in klarer, anschaulicher Weise die Bedingungen, unter denen die Circulation in der Oberschenkelvene des Menschen den oben erwähnten anatomischen Verhältnissen zufolge, in Bezug auf welche Verf. das gesammte Venensystem des menschlichen Körpers eingehenden Versuchen unterworfen hat, stattfindet. Die ganze Arbeit zerfällt in zwei Theile, den anatomischen und den klinischen Theil, von denen der erstere die qu. anatomisch-physiologischen Eigenschaften der Oberschenkelvene, der letztere die Verwerthung derselben für die operative Chirurgie, Gynaecologie und sonstige pathologische Verhältnisse an der Vene selbst enthält, und zwar unter sachgemässer Benutzung und Auswahl der einschlägigen klinischen Literatur. — Sechs musterhaft ausgeführte Tafeln in Farbendruck veranschaulichen die wichtigen, von Verf. constatirten anatomischen Verhältnisse.

Diese kurzen Andeutungen werden genügen, die in wissenschaftlicher, wie ganz besonders praktischer Beziehung hervorragende Bedeutung der obigen Arbeit, auf deren Inhalt wir noch zurückkommen werden, zu documentiren. **Med. Centralzeitung.**

Die Venen der menschlichen Hand. Bearbeitet von Wilh. Braune und Armin Trübiger. Imperial-Quart. $2^1/_2$ Bogen Text und 4 Tafeln in photogr. Lichtdruck. Cart. Preis 3 Thlr. 10 Sgr.

Lehrbuch der praktischen Medicin. Mit besonderer Rücksicht auf Pathologische Anatomie und Histologie von Dr. C. F. Kunze, prakt. Arzt in Halle a/S. Zweite mehrfach veränderte Auflage. 2 Bände. Gross Octav. 1428 Seiten. Preis geheftet 8 Thlr., gebunden in ganz Leinwand 8 Thlr. 20 Sgr.

Indem Vf. sein Lehrbuch Virchow gewidmet, hat er zugleich in Bezug auf die Bearbeitung desselben die leitenden Grundsätze präcisirt, und so finden wir denn auch die pathologische Anatomie und die Histologie der Krankheiten in eingehendster und gründlichster Weise gewürdigt, und zwar gestützt nicht allein auf Daten und Angaben Anderer, sondern auch auf eigene anatomische und mikroskopische Untersuchungen. Eine eigenthümliche und sehr empfehlenswerthe Seite dieses Lehrbuches ist die zwar spärliche, aber sorgsam ausgewählte Casuistik, welche in fast zu prolixer Weise von englischen und französischen Autoren, dagegen meist ganz und gar nicht von deutschen Autoren berücksichtigt wird. Nicht allein aber haben wir die Präcision und Genauigkeit anzuerkennen, mit welcher die Anatomie, Aetiologie und Symptomatik einer jeden Krankheit dargestellt werden, sondern ganz besonders heben wir auch die concise und praktische Weise hervor, mit welcher die Behandlung bei Vermeidung des Wustes verwirrender Heilmethoden kurz, bündig und belehrend gegeben wird; die Maasse und Gewichte sind durchweg nach dem neuen Decimalsysteme angeführt. Einzelheiten lassen sich schwer aus einem Lehrbuche der praktischen Medicin wiedergeben, aber aus dem Inhaltsverzeichnisse wird man schon erkennen, dass keine irgendwie wichtige und beachtenswerthe Krankheit, selbst in ihrer Erkennung der neuesten Zeit angehörend, unberücksichtigt geblieben ist. Der Vf. hat ein praktisches Buch für praktische Aerzte gegeben..... **Schmidt's Jahrb.**

Der Verfasser hat sich die Aufgabe gestellt, vom Standpunkte des Praktikers aus für praktische Aerzte zu schreiben. Dies ist ihm vollkommen gelungen. Vor allen Dingen hat er verstanden, die rechte Mitte einzuhalten, ohne in die trockene Oede des Compendiumtones zu verfallen; seine Darstellung ist eine klare, die Krankheitsbilder sind gedrängt, doch umfassend und scharf pointirt; tüchtige eigene Erfahrung neben genauer Kenntniss der Literatur prägt sich in jedem Capitel aus. Auf die pathologische Histologie ist vom Verf. besondere Rücksicht genommen und durch die sorgfältige Bearbeitung derselben erhält die Arbeit einen besonderen Vorzug. Am therapeutischen Theile erkennt man den gewiegten Praktiker und wissenschaftlich tüchtigen Arzt. Die Beifügung einzelner wichtiger Krankheitsgeschichten kann man nur billigen. Wir dürfen in dem Werke eine wesentliche Bereicherung unserer Literatur begrüssen, ein Lehrbuch, welches sich den besten würdig anreiht. Die Ausstattung ist eine lobenswerthe.

Liter. Centralbl.

Ein gutes Lehrbuch für specielle Pathologie und Therapie, das wenigstens in den Hauptbedingungen vollständig, wenn auch nicht erschöpfend sei, und das, dem gegenwärtigen Stande der medicinischen Wissenschaften entsprechend, auf Grundlage der neuesten Entdeckungen auf dem Gebiete der Histologie und pathologischen Anatomie, sowie nach den modernen Anschauungen einer rationellen Therapie gearbeitet ist, ist ein wahres Bedürfniss für Studirende sowohl wie für praktische Aerzte. Von dieser Anschauung ausgehend, dürfen wir gegenwärtiges Buch willkommen heissen, und seinem Verfasser das Bewusstsein lassen, ein nützliches Werk vollbracht zu haben, indem er sich entschloss, ein vollständiges Lehrbuch, das den oben angegebenen Bedingungen entspricht, auszuarbeiten. In der That enthält das Buch eine Fülle von nach eigenen Erfahrungen und Beobachtungen verwerthetem Materiale wie auch eine sehr zweckmässige Benützung der anerkannten Forschungen unserer medicin. Autoritäten auf jedem Gebiete der Medicin und dürfte dasselbe vollkommen geeignet sein, das einzige in der That ausgezeichnete Lehrbuch in diesem Genre, das bekannte Handbuch von F. Niemeyer bei denjenigen, die wegen des hohen Preises dieses letzteren sich dasselbe anzuschaffen nicht in der Lage sind, zu ersetzen. Die Ausstattung des Werkes ist eine lobenswerthe. **Allg. W. Med. Ztg.**

... Das Buch ist ein in hohem Grade empfehlenswerthes, und der Verfasser, welchen wir als praktischen Arzt um so freudiger zu seinem wohlgelungenen Werk beglückwünschen, möge in der Anerkennung von Seiten der Berufsgenossen, sowie in der zahlreichen Verbreitung seiner Werke den verdienten Lohn finden. Das mit einem doppelten Register versehene Buch ist überdies tadellos ausgestattet.

Oestr. Zeitschrift f. pr. Hlkde.

Anleitung zur klinischen Untersuchung und Diagnose. Ein Leitfaden für angehende Kliniker. Von Dr. med. Richard Hagen, Privatdocent an der Universität in Leipzig. Zweite umgearbeitete, verbesserte und vermehrte Auflage. Leipzig 1874. kl. 8. XVI u. 173 S. Elegant gebunden. Preis 1 Thlr.

Unser in diesen Blättern, Jahrgang 1872, S. 553, ausgesprochenes empfehlendes Urtheil hat sich bewährt, indem Verfasser die Anerkennung geworden, dass seine „Anleitung" innerhalb Jahresfrist schon die zweite Auflage erlebt. Verfasser hat nun bezüglich der Anordnung des Inhaltes eine bessere Eintheilung getroffen, ein alphabetisches Register mit etymologischen Erklärungen beigefügt, und diese zweite Auflage mit mehreren Artikeln, als: Entozoën, chronischen Milztumor, Tetanus, Bleivergiftung, Delirium tremens, Diphtheritis, Diabetes mellitus und insipidus etc., bereichert. Ausserdem ist Verfasser aus seiner Anonymität, die er noch bei der ersten Auflage beobachtet, hervorgetreten, und hat sich als Verfasser genannt.

In allem Uebrigen hat er Form wie Anordnung der Capitel beibehalten. Wenn diese zweite Auflage, die mit vollem Rechte als eine weitaus verbesserte bezeichnet werden darf, sich einer gleich günstigen Aufnahme bei den angehenden wie gereifteren Aerzten zu erfreuen haben wird, so können wir in Bälde eine dritte Auflage zur Anzeige bringen. Ausstattung sehr elegant bei handlichem Formate und sehr gutem Drucke.

Aerztliches Intelligenz-Blatt Nr. 13. 1874.

Dieses treffliche Büchlein hat — wie wir auch („Rundschau," 1873, Nr. 162) vorausgesagt haben — bald eine zweite Auflage erlebt und wir können uns gegenwärtig bei der Besprechung desselben nur auf unsere frühere überaus lobende Anzeige berufen, hinzufügend, dass die Anordnung eine verbesserte wurde und dass einige Errata, so fast alle, die wir selbst gerügt hatten, ausgemerzt wurden.

Und so empfiehlt sich diese werthvolle Compilation in der That, wie der Titel besagt, „für angehende Kliniker" auf's beste. Und wie viele Leute können denn am Ende mit Recht sagen, dass sie das Stadium des „angehenden" Klinikers hinter sich haben?

Medic.-chirurgische Rundschau. Juli 1874.

Der Lister'sche Verband. Mit Bewilligung des Verfassers ins Deutsche übertragen von Dr. O. Thamhayn, prakt. Arzt in Halle a. S. Octav. Circa 18 Bogen. Preis broschirt circa 1 Thlr. 20 Sgr.

Vorstehendes Werk, welches mit Bewilligung des Verfassers ins Deutsche übertragen wurde, enthält alles von Lister über seine Verbandsmethode bisher Niedergeschriebene und ausserdem neue, eigens für das Buch von Lister verfasste Beiträge.

Die Points douloureux Valleix's und ihre Ursachen von Dr. C. Lender, prakt. Arzt in Berlin. gr. 8. 5 Bog. Preis 15 Sgr.

Galen's Lehre vom gesunden und kranken Nervensysteme. Von Dr. Friedrich Falk, prakt. Arzt und Privat-Docent zu Berlin. gr. 8. Geh. 3½ Bogen. Preis 12 Sgr.

Während die Literatur über Hippokrates und seine Schriften im Verlaufe der Jahrhunderte einen beträchtlichen Umfang erlangt hat, ist Galen, so sehr auch seine Autorität bis in die Neuzeit anerkannt wurde, doch nicht der Gegenstand vieler Specialstudien gewesen. Der Verfasser hat sich bemüht, die durch die ganze Hinterlassenschaft zerstreuten Aufzeichnungen über Anatomie, Physiologie und Pathologie des Nervensystems, welche ein bevorzugtes Gebiet Galen'scher Forschungen gebildet haben, zu sammeln und zu sichten. Er weist nach, dass die vornehmlich durch emsige Vivisektionen gewonnenen Kenntnisse Galen's von dem Bau und den Funktionen des gesunden Nervensystems vorzüglich zu nennen sind, dass z. B. in der gröbern Anatomie des Gehirns Theile desselben beschrieben werden, deren Auffindung und Unterscheidung man gemeinhin viel späteren Autoren zuzuschreiben geneigt ist. Um das hohe Verdienst Galen's, den Rang, welchen seine Lehren in der Heilkunde der Alten einnehmen, zu veranschaulichen, schien es nothwendig, auch die bezüglichen Arbeiten der übrigen Aerzte jener Epoche zu beleuchten. Zum Schlusse aber ist eine Darstellung der Entwickelung der Neurologie bis auf die neuere Zeit beigefügt. Besonders berücksichtigt sind Saliceto, Richardus Anglicus, Alex. Benedictus u. A., hervorgehoben vor Allem die Reformatoren der Zergliederungskunde: Vesal, Fallopia und der die Abhandlung schliessende Th. Willis. **Schmidt's Jahrb.**

Die sanitäts-polizeiliche Ueberwachung höherer und niederer Schulen und ihre Aufgaben von Dr. Friedrich Falk, praktischer Arzt und Privat-Docent zu Berlin. Zweite vermehrte Ausgabe. gr. 8. 12 Bogen. Preis 24 Sgr.

Die zahlreich erschienenen, überaus günstigen Recensionen empfehlen vorstehende verdienstvolle Arbeit allen Aerzten, Lehrern, Schuldirektoren, Schulvorstehern und Schulinspektoren etc. etc. dringend zur Berücksichtigung.

Handbuch der praktischen Arzneimittellehre für Thierärzte. Von Dr. Carl Heinrich Hertwig, Königl. Medicinalrath und Professor an der Thierarzneischule zu Berlin. Fünfte vermehrte und verbesserte Auflage. 38 Bogen. gr. 8. Eleg. geheftet. Preis 4 Thlr.

Die neue Auflage dieses als vortrefflich anerkannten Werkes ist dadurch vervollständigt und verbessert worden, dass zu der pharmacodynamischen Darstellung der einzelnen Arzneimittel eine kurze pharmacologische Notiz beigegeben; ferner dass die in der neuern Zeit auch als Thierheilmittel sich wirksam erwiesenen Arzneisubstanzen, wie z. B. die Carbolsäure, das Chloral u. s. w. aufgenommen; dann dass die Wirkungen der subcutanen Injectionen, soweit dieselben von einzelnen Mitteln bekannt und von thierärztlich praktischer Bedeutung erschienen, mehr als bisher berücksichtigt und endlich die Arzneigaben aus dem früher geltenden Unzengewichte in das nunmehr gesetzlich als Medicinalgewicht eingeführte Grammengewicht umgewandelt worden sind. Der Herr Verfasser hat somit den Fortschritten in der Wissenschaft wie den Bedürfnissen der praktischen Thierheilkunde gleichmässig Rechnung getragen und dadurch diesem auch von der Verlagsbuchhandlung bestens ausgestatteten Handbuche eine willkommene Aufnahme gesichert.

Wochenschrift für Thierheilkunde.

Grundriss der Akiurgie von Dr. Fr. Ravoth, prakt. Arzt, Operateur und Docent an der Univ. Berlin. Zweite vermehrte Auflage. Zugleich fünfte Auflage von Schlemm, Operationsübungen am Cadaver. 27 Bog. gr. 8. Elegante Ausstattung. Geheftet Preis 2 Thlr. 10 Sgr. Gebunden 2 Thlr. 20 Sgr.

Als Anhang hierzu erschien:

Darstellung der wichtigsten chirurgischen Instrumente. Sechszehn Tafeln Abbildungen mit erklärendem Texte von Dr. Fr. Ravoth, prakt. Arzt, Operateur und Docent an der Universität Berlin. Preis cart. 1 Thlr. 6 Sgr.

Ueber die Grenzen des Naturerkennens. Ein Vortrag in der zweiten öffentlichen Sitzung der 45. Versammlung deutscher Naturforscher und Aerzte zu Leipzig am 14. August 1872 gehalten von Emil Du Bois-Reymond. gr. 8. Eleg. geh. Dritte Auflage. Preis 12 Sgr.

Die vorliegende Schrift gehört zweifellos zum Bedeutendsten, was während des abgelaufenen Jahres in Deutschland überhaupt zum Druck befördert worden. Sie zieht die Summe des gegenwärtigen Standes naturwissenschaftlicher Erkenntniss dem Welträthsel gegenüber und bezeichnet die Grenzen, an welche diese Wissenschaft für alle Zeit gebannt sein wird; den Begriff des Atoms, mit dem philosophisch nichts anzufangen sei, obgleich die Naturforschung denselben nicht entbehren könne, und die Thatsache des Selbstbewusstseins, welche der naturwissenschaftlichen Erklärung unzugänglich sei und an welche Retorte, Mikroskop und Scalpel sich ohnmächtig erwiesen hätten. Diese Eingeständnisse von Seiten eines ächten Mannes der Wissenschaft, eines Forschers im strengsten Sinne des Worts, verdienen um so grössere Beachtung, als die Dilettanten der Naturwissenschaft nicht müde werden, das grosse Publikum mit der wohlklingenden Versicherung zu überschütten, dass der Materialismus mit den Problemen längst fertig geworden sei, welche die Menschheit seit Jahrtausenden beschäftigt haben, und dass „in's Innere der Natur" heutzutage jeder forschende Geist dringen könne.' **Schles. Zeitung.**

Die Aufgabe der Gesundheitspflege in Bezug auf die atmosphärische Luft. Von Dr. Eduard Lorent in Bremen. 45 S. gr. 8. Geh. Preis 12 Sgr.

Die vorliegende Broschüre giebt einen populären Vortrag wieder, den Verf. im Gewerbe- und Industrieverein zu Bremen im Februar 1873 gehalten hat. Von den constanten Bestandtheilen der atmosphärischen Luft ausgehend bespricht er ihren Wechselverkehr mit der durch Fäulniss- und Zersetzungsprocesse im Boden (z. B. von animalischen Resten und Kloakenstoffen) verunreinigten Grundluft, gedenkt dann der analogen Zersetzungen und Emanationen an der Erdoberfläche, z. B. in Sumpfgegenden, und schliesst daran die Verunreinigungen der Luft durch die beim Betriebe gewisser Gewerbe sich entwickelnden Gase und Staubelemente. Als eine zweite Reihe von fremdartigen Beimengungen der Luft kennzeichnete er dann die durch Aufenthalt von Menschen und Thieren in geschlossenen Räumen sich anhäufenden Producte der Lungen- und Hautathmung, die zugleich Träger von Krankheitskeimen sein können, die Producte der Verbrennung von Heiz- und insbesondere Leuchtmaterialien, die Verunreinigung der Zimmerluft durch ausströmendes Leuchtgas, und gelangt hierauf zur Verwerthung der Erfahrungen über fehlerhafte Luftbeschaffenheit für die Praxis. Es ist vorzugsweise das Wohnhaus, das er dabei ins Auge fasst und wofür er, im Anschlusse an Pettenkofer, Luftdurchlässigkeit und Trockenheit der Mauern, Reinlichkeit der Bewohner bei sich und in der Umgebung, sorgliche Behandlung der Abfallstoffe, verständige Benützung der Wohnungen verlangt. Von den Localitäten, welche Verf. in dieser Beziehung einer Kritik unterwirft, sind zu nennen: das Wohnzimmer, das Arbeits- und das Schlafzimmer, die Kinderstube, die Küche und die Stallung. Den Beschluss macht die Erörterung der Luftbeschaffenheit (und der daraus resultirenden Forderung künstlicher Ventilation) grösserer Versammlungslocale, insbesondere der Schulzimmer, wobei Verf. auf Bremer Localverhältnisse Rücksicht nimmt. Die sachkundige kleine Schrift ist recht verständlich und überzeugend geschrieben und verdient in weiteren Kreisen verbreitet zu werden.

Prager Vierteljahrschrift f. prakt. Heilkunde.

Jahresbericht über den öffentlichen Gesundheitszustand und die Verwaltung der öffentlichen Gesundheitspflege in Bremen im Jahre 1873. Herausgegeben vom Gesundheitsrathe. Referent: Dr. E. Lorent. Gross Octav. Circa 5 Bogen Text mit 2 lithographirten Tafeln. Preis broschirt circa 20 Sgr.

Die wichtigen Mittheilungen über Grundwasserbewegung und Grundwassermessung neben dem reichen statistischen Material sichern der kleinen Arbeit ein Interesse für die weitesten medicinischen Kreise.

Ueber die Lage und Stellung der Frau während der Geburt bei verschiedenen Völkern. Eine anthropologische Studie von Dr. H. H. Ploss in Leipzig. Mit 6 Holzschnitten. 3 Bogen. gr. 8. Eleg. geh. Preis 15 Sgr.

Seinem Lehrer, Herrn Geheimrath Prof. Justus Radius, widmet Verf. zum 50jährigen Doktor-Jubiläum diese Schrift, deren Inhalt auf den gründlichsten und umfassendsten Quellenstudien beruhend, über die Lage und Stellung der Frau während der Geburt bei den verschiedenen Völkern möglichst klaren Aufschluss giebt, eine Frage, deren Lösung nicht nur für den Geburtshelfer von Fach, sondern für jeden Arzt nach vielen Richtungen hin das grösste Interesse bietet. Die Lecture der recht anziehend und lehrreich geschriebenen Brochure allen Fachgenossen auf's Angelegentlichste empfehlend, heben wir hier nur das folgende Resumé derselben hervor: . . . .

Die in der Schrift enthaltenen Holzschnitte illustriren in recht anschaulicher Weise „das Geburtslager der Siamesin", die „Geburt des Kaiser Titus", eine „Geburtsscene in Rom", die „altägyptische Töpfer-Scheibe", einen „Geburtsstuhl Rösslin", die „gebärende Aegypterin", die „Geburtsstellungen der Perserinnen". **Med. Centralzeitung.**

Die Skoliose. Anleitung zur Beurtheilung und Behandlung der Rückgratsverkrümmungen für praktische Aerzte von Dr. med. C. H. Schildbach, Director der orthopäd. und heilgymn. Anstalt zu Leipzig. Mit 8 Holzschnitten. gr. 8. Eleg. geh. Preis 1 Thlr.

Der Verfasser des vorliegenden Werkes erfreut sich bereits seit längerer Zeit eines geachteten Namens in der Literatur der Orthopädie, indem er in einer Reihe kleinerer Arbeiten werthvolle Studien über die Skoliose veröffentlicht hat. — Der Zweck, welchen er in der bezeichneten Schrift verfolgt, ehrt ihn ebensosehr als wissenschaftlichen Forscher, wie er uns Achtung abnöthigt vor der Art und Weise, wie er seine Berufsstellung auffasst.

Das Werk löst vollkommen die vorgesetzte Aufgabe; es giebt den Aerzten die Möglichkeit an die Hand, beginnende Formfehler der

Wirbelsäule rechtzeitig zu erkennen, damit keine Zeit für die Einleitung einer zweckdienlichen und wirksamen Behandlung verloren werde, und eine, wenn auch nicht vollständig genügende, häusliche orthopädische Behandlung in den Thätigkeitskreis der Aerzte einzuführen.

Liter. Centralbl.

Praktische Beiträge zur Ohrenheilkunde von Dr. R. Hagen, Docent der Ohrenheilkunde an der Universität, praktischer Arzt und Ohrenarzt in Leipzig.

I. Electro-otiatrische Studien. gr. 8. 8 Sgr.
II. Der seröse Ausfluss aus dem äusseren Ohre nach Kopfverletzungen. gr. 8. 8 Sgr.
III. Die circumscripte Entzündung des äusseren Gehörganges. Mit 3 Holzschnitten. gr. 8. 8 Sgr.
IV. Ueber Ohrpolypen, von Dr. G. H. Klotz. gr. 8. 8 Sgr.
V. Die Carbolsäure und ihre Anwendung in der Ohrenheilkunde. gr. 8. 8 Sgr.
VI. Casuistische Belege für die Brenner'sche Methode der galvanischen Acusticusreizung. Mit 5 Holzschn. gr. 8. 20 Sgr.

Vorträge über die Krankheiten des Ohres. Gehalten an der Friedrich Wilhelms Universität zu Berlin. Von Dr. med. Julius Erhard, Königlich Preussischem Sanitätsrath. Octav. Circa 18 Bogen mit vielen Holzschnitten im Texte. Preis broschirt circa 2 Thlr.

Druck von Metzger & Wittig in Leipzig.

VEIT & COMP. IN LEIPZIG.

Leipzig, im October 1874.

P. P.

Im unterzeichneten Verlage erscheint seit Beginn dieses Jahres eine medicinische Wochenschrift unter dem Titel:

Deutsche
Zeitschrift für praktische Medicin.

Unter Mitwirkung der bedeutendsten Fachmänner

herausgegeben

von

Dr. C. F. Kunze,

prakt. Arzt in Halle a/S.

Wöchentlich eine Nummer von 1—2 Bogen Text in Gross Quart.

Preis des Quartals zwei Thaler.

Dieselbe verfolgt den Zweck, den praktischen Arzt mit den neueren Erfahrungen und Leistungen der Medicin in allen ihren Einzelfächern (Innere Medicin, Chirurgie, Geburtshülfe etc.) bekannt zu machen. Zur Erreichung dieses Zweckes verbreitet sich die Zeitschrift in „Original-Artikeln" eingehend über schwebende Fragen der Zeit, bringt in der Rubrik „Analekten" ausführliche Referate über alle erheblichen Bereicherungen der Medicin, beleuchtet in „Kritiken" den Inhalt der neuesten medicinischen Schriften und theilt in der Abtheilung „Casuistik" Originalbeschreibungen merkwürdiger Krankheitsfälle mit; in der „Bibliographie" werden die Titel aller neuerschienenen einschlägigen Bücher angeführt.

Der Redakteur der Zeitschrift ist der durch sein „Compendium" und „Lehrbuch der praktischen Medicin" in den weitesten medicinischen Kreisen bekannte Dr. C. F. Kunze, auch erfreut sich die Wochenschrift der Mitarbeiterschaft einer so grossen Anzahl hervorragender medicinischer Schriftsteller, dass viele der bisher erschienenen Nummern mehrere Originalartikel enthalten. Als Beweis der Aufmerksamkeit für unsere Leser, namentlich diejenigen, welche nicht in der Lage waren, die Breslauer Naturforscherversammlung zu besuchen, erlauben wir uns anzuführen, dass unsere Wochenschrift sämmtliche hervorragenden Vorträge der letzten Naturforscherversammlung in Breslau nach den Berichten unseres Specialstenographen bringen wird, und wolle man aus den schon in den drei letzten Nummern gegebenen die Exactheit dieser Berichte ersehen. Indem wir versichern, dass wir auch ferner eifrigst bemüht sein werden, den praktischen Arzt in Bezug auf Alles, was in sämmtlichen Zweigen der medicinischen Wissenschaft neu zu Tage tritt, insofern es praktisch verwendbar, auf dem Laufenden zu halten, laden wir hiermit zum Abonnement ein und fügen als Beleg für die Reichhaltigkeit der „Deutschen Zeitschrift für praktische Medicin“ ein Verzeichniss der Originalarbeiten der bisher erschienenen Nummern hier an:

Wodurch wirken Höhencurorte günstig auf Lungenschwindsucht? Von Dr. C. F. Kunze. — **Ueber Transfusion.** Von Dr. Jahn. — **Ueber den Unterschied der Varicellen und Variola.** Von Dr. Conrad Küster. — **Zur Aetiologie des Flecktyphus nach Beobachtungen aus der Berliner Epidemie von 1873.** Von Dr. Zuelzer. — **Die neueren Untersuchungen über Tuberculose.** Von Dr. Birch-Hirschfeld. — **Zur Pathologie und Therapie der Cataracte.** Von Dr. Severin Robinski. — **Zur Behandlung der Lungenschwindsucht.** Von Dr. Lange. — **Die Grundwasser- und Cholerabewegung in Prag im Jahre 1873.** Von Dr. Schütz. — **Ueber Varicella und Variola.** Von Dr. B. — **Zur Behandlung der Lungenentzündung.** Von Dr. C. Gerhardt. — **Ueber einen Fall von Sarcom an der Sclerocornealgrenze.** Von Dr. J. Hirschberg. — **Ueber die Anwendung kalter Bäder beim chirurgischen Fieber.** Von Dr. Ludwig Mayer. — **Ueber Diät in Krankheiten.** Von Dr. C. F. Kunze. — **Zur Scharlach-Nieren-Erkrankung.** Von Dr. Adolf Baginsky. — **Einige physiologische Momente zur Erklärung der Einwirkung des Höhenklimas auf Lungenkranke.** Von Dr. J. H. Borner. — **Vorläufiges über entzündliche Infectionen in specie Pleuropneumonie und deren Behandlung mit Karbolsäure.** Von Dr. C. F. Kunze. — **Einige Worte über Höhenklimatologie.** Von Dr. Lange. — **Allgemeine Notizen über schweizerische Luftcurorte und deren Verhältniss zur Tuberculose und Schwindsucht, mit specieller Berücksichtigung des Thales von Engelberg.** Von Dr. Ch. Imfeld. — **Ueber Ernährung.** Von Dr. Conr. Küster. — **Ueber Ammoniämie.** Von Prof. S. Rosenstein. — **Die Geschichte der placenta praevia.** Von Dr. Ludwig Müller. — **Ueber den Nachweis von Eiweiss im Harne.** Von Dr. C. F. Kunze. — **Zwei Fälle von syphilitischer Miliartuberculose.** Von Dr. Aufrecht. — **Einige Worte über Höhenklimatologie.** Von Dr. Schimpff. — **Ueber den Missbrauch subcutaner Morphiuminjectionen.** Von Dr. A. Fiedler. — **Die**

tones zu verfallen; seine Darstellung ist eine klare, die Krankheitsbilder sind gedrängt, doch umfassend und scharf pointirt; tüchtige eigene Erfahrung neben genauer Kenntniss der Literatur prägt sich in jedem Capitel aus. Auf die pathologische Histologie ist vom Verf. besondere Rücksicht genommen und durch die sorgfältige Bearbeitung derselben erhält die Arbeit einen besonderen Vorzug. Am therapeutischen Theile erkennt man den gewiegten Praktiker und wissenschaftlich tüchtigen Arzt. Die Beifügung einzelner wichtiger Krankheitsgeschichten kann man nur billigen. Wir dürfen in dem Werke eine wesentliche Bereicherung unserer Literatur begrüssen, ein Lehrbuch, welches sich den besten würdig anreiht. Die Ausstattung ist eine lobenswerthe. **Liter. Centralbl.**

Ein gutes Lehrbuch für specielle Pathologie und Therapie, das wenigstens in den Hauptbedingungen vollständig, wenn auch nicht erschöpfend ist, und das, dem gegenwärtigen Stande der medicinischen Wissenschaften entsprechend, auf Grundlage der neuesten Entdeckungen auf dem Gebiete der Histologie und pathologischen Anatomie, sowie nach den modernen Anschauungen einer rationellen Therapie gearbeitet ist, ist ein wahres Bedürfniss für Studirende sowohl wie für praktische Aerzte. Von dieser Anschauung ausgehend, dürfen wir gegenwärtiges Buch willkommen heissen, und seinem Verfasser das Bewusstsein lassen, ein nützliches Werk vollbracht zu haben, indem er sich entschlossen, ein vollständiges Lehrbuch, das den oben angegebenen Bedingungen entspricht, auszuarbeiten. In der That enthält das Buch eine Fülle von nach eigenen Erfahrungen und Beobachtungen verwerthetem Materiale wie auch eine sehr zweckmässige Benützung der anerkannten Forschungen unserer medicin. Autoritäten auf jedem Gebiete der Medicin und dürfte dasselbe vollkommen geeignet sein, das einzige in der That ausgezeichnete Lehrbuch in diesem Genre, das bekannte Handbuch von F. Niemeyer bei denjenigen, die wegen des hohen Preises dieses letzteren sich dasselbe anzuschaffen nicht in der Lage sind, zu ersetzen. Die Ausstattung des Werkes ist eine lobenswerthe. **Allg. W. Med. Ztg.**

Schliesslich bemerken wir noch, dass alle Buchhandlungen des In- und Auslandes bezügliche Bestellungen entgegennehmen, für die „Deutsche Zeitschrift für praktische Medicin" auch die Postanstalten.

Ein ausführliches Verzeichniss der medicinischen Werke unseres Verlages, die ebenfalls durch jede Buchhandlung zu beziehen sind, versenden wir auf Verlangen gratis und franko.

Hochachtungsvoll

Veit & Comp.

Bestell-Formular.

Hierdurch bestelle ich bei der Buchhandlung

von ....

1 Expl. der **„Deutschen Zeitschrift für praktische Medicin 1874."** (Verlag von Veit & Comp. in Leipzig.) **IV. Quartal.**

1 desgl. **I—III. Quartal.**

Ort: *Name:*

Druck von Metzger & Wittig in Leipzig.

LEIPZIG,
DRUCK VON METZGER & WITTIG.

www.ingramcontent.com/pod-product-compliance
Lightning Source LLC
LaVergne TN
LVHW042248300926
849161LV00003B/516
* 9 7 8 3 1 1 2 6 2 4 9 1 3 *